Fonctionnement Respiratoire et la Robustesse de l'Individu normal et du Tuberculeux

Comparaison des procédés cliniques
et des coefficients qui permettent de l'évaluer

PAR

Le Dʳ Jean HASSLER

Diplômé d'Hygiène de l'Université de Lyon.

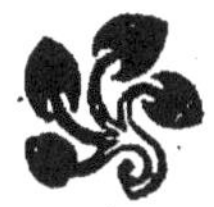

TRÉVOUX
IMPRIMERIE J. JEANNIN
—
1922

LE FONCTIONNEMENT RESPIRATOIRE
ET LA ROBUS... SE DE L'INDIVIDU NORMAL
ET DU TUBERCULEUX

Le Fonctionnement Respiratoire
et la Robustesse
de l'Individu normal
et du tuberculeux

Comparaison des procédés cliniques
et des coefficients qui permettent de l'évaluer

PAR

Le Dr Jean HASSLER

Diplômé d'Hygiène de l'Université de Lyon.

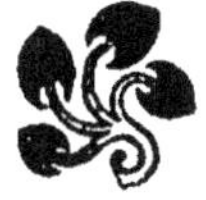

TRÉVOUX
IMPRIMERIE J. JEANNIN
1922

A MON PÈRE

Le Médecin Inspecteur HASSLER

Ancien Directeur de l'Ecole de Santé Militaire
Ancien chef supérieur du Service de Santé des 1re et 7me armées
Commandeur de la Légion d'honneur.

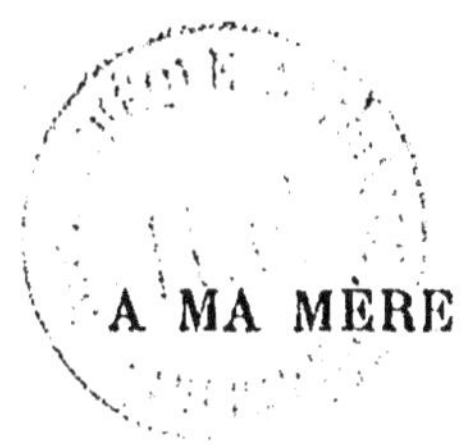

A MA MÈRE

A MA GRAND'MÈRE

A MA SŒUR ET A MES FRÈRES

MEIS ET AMICIS

A MON MAITRE ET PRÉSIDENT DE THÈSE

Monsieur le Docteur ROQUE
Professeur de Clinique médicale

A Monsieur le Docteur WEILL
Professeur de Clinique infantile

A Monsieur le Docteur NICOLAS
Professeur de Clinique Dermatologique.

A Monsieur le Professeur Agrégé CORDIER
Médecin des Hôpitaux.

A MES MAITRES DES HOPITAUX
ET DE LA FACULTÉ DE MÉDECINE DE LYON

A MON JURY DE THÈSE

INTRODUCTION

Avant d'aborder cette étude, nous exposerons pourquoi nous avons entrepris une série de recherches cliniques et expérimentales dans le laboratoire et le service de M. le Professeur agrégé Cordier, médecin des hôpitaux, que nous ne saurions assez remercier des conseils et de l'aide précieuse qu'il nous a prodigués et qui ont beaucoup contribué à faciliter notre travail.

Nous avons été frappés au cours de nos études de la difficulté que l'on éprouve parfois en phtisiologie, à discerner au début quels sont les sujets qui vont évoluer ou non. Malgré le faisceau de signes cliniques accumulés, les signes stéthacoustiques et radiologiques sont souvent d'une interprétation délicate, et même s'ils nous renseignent sur l'évolution de la lésion locale, ils ne nous permettent pas d'apprécier le retentissement de la lésion sur l'état général.

Quelle valeur attribuer aujourd'hui aux méthodes de mensurations externes du thorax, aux recherches anthropologiques comparées et aux travaux des physiologistes, pour déterminer la résistance physique des sujets.

Parmi les très nombreuses méthodes proposées et inégalement prônées — par les physiologistes, les cliniciens, les pédiatres, les médecins militaires chargés d'expertiser la robustesse des conscrits — y en a-t-il donc qui aient une valeur ; faut-il au contraire les rejeter en bloc et ne pas s'arrêter à ces évaluations numériques ?

Nous allons voir que toutes les recherches s'adressent à des éléments d'appréciation différents ; nous confirmerons donc qu'il ne faut pas s'adresser à une seule de ces méthodes, mais les employer non pas en parallèle, mais en convergence, pour arriver à des coefficients.

1° Ces méthodes de mensuration s'adressent à des éléments très divers.

a) *Statique* thoracique ou morphologique. On utilise des mensurations multiples, les unes simples, telles que la hauteur du thorax, les périmètres, d'autres plus complexes, telles que l'indice et la section thoracique.

b) *Cinétique* thoracique. C'est l'étude des périmètres inspiratoire et expiratoire ; de l'ampliation.

c) *Fonctionnel thoracique.* On a recours à la spirométrie et à la pneumatométrie.

d) *Développement général* dont les facteurs d'appréciation sont le poids, la taille et diverses mensurations anthropométriques.

2° Il faut comparer ces divers éléments et faire entrer en ligne de compte des éléments différents, tels que la tension artérielle, par exemple. On arrive ainsi à des *coefficients*.

Quels sont les facteurs que l'on peut ainsi apprécier ?

1° La morphologie thoracique, qui joue très probablement un rôle dans le développement de la tuberculose.

2° La dynamique respiratoire qui contrôle la ventilation pulmonaire.

3° La valeur effective de cette ventilation ou si l'on veut, la fonction pulmonaire (que l'on juge partiellement du moins).

4° Le développement général.

5° Et enfin probablement (c'est l'expérience plus prolongée qui permettra de le dire) les relations de la robustesse du développement général et thoracique avec l'évolution de la tuberculose pulmonaire.

Tel est notre plan de recherches.

Dans une première partie nous exposerons, pour chaque méthode, l'historique, la technique et la critique.

Dans une seconde partie, nous verrons l'application de ces méthodes à ces trois ordres de recherches : la croissance, la robustesse et la tuberculose.

Les Méthodes

CHAPITRE I

Procédés d'évaluation au point de vue de la morphologie thoracique. — Statique thoracique.

Nous étudierons successivement les mensurations suivantes du thorax, qui constituent la plessimétrie : les périmètres, — les diamètres, — l'indice thoracique, — la hauteur du thorax et du sternum, — la section thoracique appréciée par la cyrtométrie.

I. Périmètres Thoraciques.

Historique. — Laennec, en 1819, dans son Traité de l'Auscultation, indique à propos de l'étude des pleurésies l'utilité du ruban métrique. Le premier il calcule le périmètre thoracique et mesure chaque hémithorax. Ensuite Hirtz, Sibson, Woillez, appliquèrent la mensuration à l'étude des phénomènes respiratoires et particulièrement l'utilisèrent pour apprécier la constitution et la prédisposition des sujets à la tuberculose pulmonaire. Dès 1845, sur la recommandation du Conseil de Santé des Armées, ces procédés sont étudiés pour l'appréciation de la valeur physique des conscrits.

Technique. — On mesure le périmètre à divers niveaux, sur le sujet debout et aux deux stades inspiratoire et expiratoire, la demi-somme des chiffres obtenus donne la valeur du périmètre moyen.

1°) Périmètre Axillaire.

2°) Périmètre Mamelonnaire ou Trans-axillaire de Küss.

3°) Périmètre Sub-omo-sus mammaire (peu employé).

4°) Périmètre Sterno-xyphoïdien, suivant un plan horizontal passant au niveau de l'articulation de ce nom.

5°) Périmètre Abdominal, mesuré à l'ombilic, très intéressant chez les jeunes sujets à type respiratoire diaphragmatique (Thooris).

Le « centimètre symétrique » de Hare et Rosenthal (composé de deux rubans réunis au chiffre 0), permet, en partant de la ligne épineuse, de mesurer les deux hémithorax.

Critique. — 1°) La diversité des techniques, la pression du ruban, la position des bras sont sources d'erreur évitables.

2°) La valeur des résultats est restreinte, du fait

des gros thorax rigides (à capacité vitale restreinte)
et chez tous les sujets, du fait du panniculc adipeux
et de la musculature variables.

II. Mensuration Diamétrique.

HISTORIQUE. — Chomel, en 1829, étudie les diamètres de la poitrine à l'aide d'un compas d'épaisseur. Bizot mesure le diamètre biacromial des
phtisiques, dont la longueur est supérieure à la normale ; Charpy explique ce fait par l'allongement
réel des clavicules.

L'étude des diamètres obliques permet d'apprécier,
dans une certaine mesure, les déformations et les
asymétries du thorax.

TECHNIQUE. — Sur un plan qui passe par l'articulation sterno-xyphoïdienne et l'apophyse épineuse
correspondante, on mesure avec un compas d'épaisseur les diamètres Antéro-postérieur, Transverse
maximum et Obliques en inspiration et expiration
maxima.

CRITIQUE. — Cette méthode est passible de critiques
analogues à celles faites à la périmétrie.

Nous nous sommes efforcés de corriger les erreurs
de technique, en utilisant des points de repère précis et un compas muni d'un niveau d'eau pour
contrôler l'horizontalité.

III. Indice Thoracique.

HISTORIQUE. — Fourmentin apporte la notion d'indice thoracique en établissant un rapport entre les

diamètres antéro-postérieur et transverse du thorax.

Weisgerber montre la valeur de l'indice et étudie ses variations avec l'âge et surtout la race.

Les travaux de Sappey, Charpy et Truc, établissent le peu de valeur de l'augmentation de l'indice qui, pour Fourmentin, était caractéristique du thorax tuberculeux.

L'indice thoracique est le quotient obtenu en divisant le diamètre transverse multiplié par 100, par le diamètre antéro-postérieur.

$$\text{Indice thoracique} = \frac{\text{Diam. Tr.} \times 100}{\text{Diam. A. P.}}$$

Critique. — L'indice thoracique est établi sur les données fournies par les mensurations des diamètres du thorax, les diversités des techniques expliquent les divergences des résultats obtenus.

Weisgerber et Sappey ont trouvé comme moyenne chez l'adulte 127 sur le squelette, 140 sur le sujet sain.

Fourmentin donne pour l'homme adulte sain 130, une poitrine dont l'indice est de 135 à 140 serait souvent tuberculeuse ; mais la majorité des auteurs avec Charpy et Truc n'acceptent que le chiffre 160 comme un indice manifestement tuberculeux.

Sur 37 tuberculeux, Joffres n'a trouvé que 6 fois un indice égal ou supérieur à 160. Dans 4 cas, il s'agissait de tuberculeux tout à fait au début. Il conclut avec Truc, « l'indice représentant un simple rapport et n'impliquant nullement une question de capacité, nous ne lui attachons qu'une importance bien faible, pour ne pas dire nulle. Les formes de thorax aplati avec indices supérieurs à 160, ne sont pas l'effet de la tuberculose, mais sont antérieures à elle ».

IV. Hauteur du Sternum. — Hauteur du Thorax.

La hauteur du sternum est la longueur de cet os depuis la fourchette sternale jusqu'à l'articulation sterno-xyphoïdienne ; la hauteur thoracique est la distance de la fourchette sternale à un point situé perpendiculairement sur la ligne horizontale menée par le bord inférieur des dernières fausses côtes, au voisinage de l'articulation chondro-costale.

Historique. — Ces mensurations ont été étudiées par tous ceux qui se sont occupés de thoracométrie, depuis Woillez, Fournet. Charpy et Truc l'ont recherché surtout chez des tuberculeux ; ils ont mesuré également l'angle xyphoïdien au goniomètre, dont la réduction serait un des principaux caractères du thorax phtisique.

Technique. — Le point supérieur est facile à trouver. On repère au crayon le bord inférieur des fausses côtes sur la ligne axillaire antérieure (Ducournau) et on mesure la distance verticale séparant ce point de la fourchette.

V. Section Thoracique.

Historique. — La stéthographie métrique remonte à Bouvier qui, en 1836, inventa un appareil pour

prendre le contour de la poitrine et le reporter ensuite sur le papier.

La cyrtométrie imaginée par Woillez consiste à
relever le tracé de la coupe horizontale du thorax à
divers niveaux. Son appareil est devenu classique.
Fourmentin songea le premier à mesurer la surface
du tracé en centimètres carrés et à étudier les variations de la section du thorax dans la pleurésie.

Maurel fait, en 1890, une étude complète du sujet,
dans son Traité de l'Hypohématose. Il définit la
section thoracique « une figure plane facilement et
pratiquement mesurable en centimètres carrés,
représentation fidèle du contour extérieur de la poitrine et donnant une idée suffisamment exacte de la
capacité pulmonaire. Les travaux de l'école de Toulouse, avec Maurel et ses élèves, Durand, Ducournau
de Carritz et Joffres, ont établi les rapports entre la
section thoracique d'une part, la taille, le poids et la
surface cutanée d'autre part.

Nous citerons quelques appareils nouveaux, comme
le thoracographe de Dufestel et le cyrtographe de
M. Bernard (de Cannes), qui semblent dérivés du
thoracomètre de Demeny.

Technique. — La méthode de Maurel nécessite les instruments suivants :
1°) Un stéthographe spécial.
2°) Un compas d'épaisseur spécial ou stéthomètre.
3°) Du papier métrique quadrillé au centimètre carré.
Le stéthographe se compose de deux lacs de toile engainant
fortement une lame de plomb et recouverts d'un ruban métrique. Une extrémité (o du ruban) porte une boucle ; l'autre
dépassant la lame métallique flotte librement.

Le stéthomètre est un compas d'épaisseur avec graduation visible ; nous y avons adjoint un niveau d'eau sur l'entablure.

On mesure séparément chaque hémithorax, des points de repères précis sont indispensables. On marque d'une croix, au crayon dermographique, la position exacte de l'articulation sterno-xyphoïdienne et d'un trait la ligne des apophyses épineuses. Le zéro du stéthographe est appliqué sur la croix sternale ; l'aide en maintient l'horizontalité, engage le chef dans la boucle et par une légère pression moule aussi exactement que possible la lame de plomb sur le thorax. On lit le chiffre du ruban qui donne la longueur du périmètre total et on trace au crayon le bord supérieur de l'appareil, pour être sûr de l'appliquer au même niveau pour la mesure du second hémithorax. On prend le diamètre antéro-postérieur au compas. Puis on applique tout le ruban plombé sur le papier métrique en s'assurant par le compas qu'on ne l'a pas déployé ou écarté. On décalque le contour obtenu.

La même opération est faite pour l'autre hémithorax, après avoir redressé l'instrument, en se fixant sur les repères indiqués. Ce tracé juxtaposé au précédent reproduit le calque fidèle en grandeur réelle de la section thoracique.

Après quelques essais on arrive à des résultats très précis, grâce aux menues précautions indiquées en détail par Maurel et Joffres.

Evaluation de la S. Th. — On compte les quadrillages du papier. Chaque carré traversé par le périmètre est compté pour 1/2, la compensation s'établissant forcément. On s'habitue vite à ne compter que ceux qui dépassent la ligne précédente. On obtient ainsi l'aire des deux hémithorax, dont la somme représente la section thoracique.

Critique. — Les objections faites à la méthode de Maurel, sont réfutées ainsi par ses partisans :

a) Elle ne tient pas compte du *volume du thorax.*

Elle permet d'apprécier l'élément le plus important de ce volume, l'autre élément, la hauteur du sternum, présente des variations individuelles faibles qui retentissent peu sur le volume du thorax. Suivant

Ducournau, « la surface tenant lieu du volume dans des recherches toutes relatives, on peut attribuer pratiquement le même sens aux termes capacité thoracique, section thoracique. »

La hauteur du thorax dont les variations interviennent quand on compare les sections thoraciques de sujets différents, n'entre pas en jeu quand on compare entre elles les sections successives des mêmes sujets.

b) Elle ne représente pas exactement la section de la *cavité* thoracique.

Ces différences, dues à l'épaisseur des côtes, des muscles et des téguments d'une part, à la colonne vertébrale et aux muscles des gouttières vertébrales d'autre part, sont à peu près semblables chez des sujets du même âge et à développement sensiblement égal et par suite négligeables.

Cette objection s'adresse d'ailleurs aux diverses méthodes de mensurations externes qui, toutes, permettent d'apprécier la configuration extérieure du thorax mais non pas forcément le volume ou la capacité pulmonaire.

c) Elle ne permet pas d'apprécier la *capacité respiratoire* des sujets, mais elle indique cependant, et c'est tout ce que nous lui demandons, dit Maurel, « l'influence exercée par le développement du thorax sur cette capacité respiratoire. »

D'Heucqueville reconnaît l'excellence de la méthode à laquelle il reproche seulement d'être compliquée.

CHAPITRE II

Procédés d'évaluation au point de vue cinétique et fonctionnel.

I. Ampliation du thorax.

Historique. — On nomme ampliation ou amplitude respiratoire la différence entre les deux périmètres inspiratoire et expiratoire maxima.

Hirtz (de Strasbourg) a désigné sous le nom d'indice respiratoire l'ampliation mesurée au niveau de la ligne mamelonnaire ; sa valeur est de 7 cent., 6 au minimum à l'état normal. Le degré de l'abaissement de l'indice dans l'emphysème règle le pronostic ; au dessous de 3 cent., il représenterait un risque inacceptable par les médecins d'assurance sur la vie ; au-dessous de 1 cent. il légitimerait l'opération de Freund.

Technique. — A côté de la palpation manuelle on peut déterminer l'amplitude respiratoire de diverses façons :

1°) Suivant le périmètre thoracique déterminé par la technique déjà exposée. (Ampliation des auteurs).

2°) Suivant les diamètres A. P. et Tr., à l'aide du compas thoracique ou du thoracomètre à quatre branches, dérivé du « chest measurer » de Sibson. Cette ampliation est négligeable en pratique.

3°) L'amplitude totale est évaluée avec un conformateur du type Demeny ou Zander.

Critiques. — Analogues à celles du périmètre thoracique.

Spehl fait remarquer que les changements de circonférence de la poitrine n'indiquent pas les variations si importantes du diamètre vertical ou de la hauteur du cône pulmonaire. Certains sujets présentant une ampliation de 4 cent. ont une capacité pulmonaire plus grande que d'autres ayant 6 ou 7 cent.

Enfin, pour l'amplitude comme pour les périmètres, les chiffres absolus ou relatifs obtenus ne correspondent à aucun volume d'air déterminé, en négligeant le rôle considérable du *diaphragme*.

II. Pneumographie.

La pneumographie ou stéthographie étudie par la méthode graphique la fréquence, la durée et l'amplitude des mouvements respiratoires.

Historique. — Ludwig et Vierordt utilisent, en 1855, leur sphygmographe pour enregistrer les mouvements respiratoires.

Marey et Paul Bert construisent les premiers pneumographes expérimentés chez l'animal, puis l'homme.

L'anglais Head, Gilbert et Roger et leur élève
.Simonin, enfin d'Heucqueville qui, par cette méthode, apprécie la valeur de la rééducation respiratoire, ont précisé nos connaissances sur la physiologie de l'acte respiratoire.

Technique. — Avec le stethographe de Simonin
(de Lyon) ou le pneumographe de Verdin on prend
trois tracés sur le thorax nu pour juger des trois types
respiratoires (costal supérieur, costal inférieur et
diaphragmatique).

Critique. — Cette inscription délicate est un travail de laboratoire de physiologie, mais donne des
résultats forts complets sur la respiration nasale ou
buccale, le rôle des attitudes (debout, etc.) et de la
position des membres, sur l'influence de la volonté,
de l'attention et de la compression partielle du
thorax.

III. Spirométrie.

De même que l'ampliation respiratoire permet
l'étude de l'élasticité thoracique, on étudie l'élasticité pulmonaire par la spirométrie et essentiellement
par la recherche de la capacité vitale. C. V. (c'est-à-
dire le volume d'air mis en mouvement par le jeu de
l'inspiration et de l'expiration forcées).

Historique. — On est surpris de l'ancienneté des
recherches. Borelli et Boerhave (bien avant Lavoisier
et la découverte du rôle de l'oxygène) ; Hutchinson
en 1846, avec son spiromètre classique ; Hecht en
1855, définissent la capacité vitale et devinent déjà
son rôle dans la tuberculose.

Après les recherches de Lassègue, Schnepf et Pagliani, la spirométrie est délaissée pendant près d'un demi siècle, en clinique. Les travaux [des physiologistes qui parviennent avec Gréhant à déterminer la capacité pulmonaire totale, ceux de Demonet (de Lyon), Turban et Maestrelli rappellent l'attention des cliniciens sur l'intérêt de ces méthodes.

Charlier et Lagarde, puis Boïet (par la méthode de Gréhant) l'étudient chez les tuberculeux.

D'Heucqueville, en 1910, compare la spirométrie aux autres moyens de contrôle de la rééducation respiratoire, vante la kinésithérapie. Il invente un appareil très pratique, le « pnéoscope », qui présente l'avantage (ainsi que le spiroscope de Pescher) d'être moins dispendieux que les spiromètres.

Spehl (de Bruxelles), dont l'autorité en matière d'hygiène et de médecine sociales est bien connue, a montré, dès 1888, l'importance de la spirométrie en clinique et la valeur de la capacité vitale déterminée suivant une technique rigoureuse. L'insuffisance de la C. V. peut être considérée comme un signe important, non seulement de tuberculose au début, mais aussi de prédisposition à la tuberculose pulmonaire.

Son récent travail intitulé la Lutte contre la tuberculose pulmonaire (1919), renferme l'exposé de ses recherches, avec un grand nombre de tables dont l'intérêt comme l'importance sont considérables.

Technique. — Depuis 1846, les physiologistes utilisent la spirométrie pour déterminer le volume d'air circulant dans les poumons qui comprend l'air courant, l'air complémentaire et l'air de réserve.

1°) *L'air courant* est la quantité d'air introduite dans les poumons par une inspiration normale et qui est sensiblement égale à celle expulsée par une expiration normale.

2°) *L'air complémentaire* est celui qu'on peut inspirer après une inspiration normale par une inspiration forcée maxima.

3°) *L'air de réserve* est celui que l'on peut encore expulser après une expiration normale par une expiration forcée maxima.

4°) *L'air résidual* ou résidu respiratoire est la quantité d'air qui reste dans les poumons après une expiration forcée (comparable à l'air qui occupe l'espace nuisible sous le piston d'une pompe pneumatique).

La capacité vitale est constituée par l'ensemble de ces trois premières quantités, elle est appelée par Gréhant la capacité respiratoire extrême.

La somme de l'air de réserve et de l'air résidual, c'est-à-dire le volume d'air contenu dans les poumons après une expiration calme, représente la *capacité pulmonaire*. On la détermine par la méthode de Gréhant basée sur le procédé des mélanges. On fait inspirer au sujet, après une expiration forcée à l'air libre, un volume donné d'hydrogène, contenu dans un ballon jaugé. Après quelques mouvements respiratoires, le mélange d'hydrogène et d'air est homogène dans le poumon et dans le ballon. Par la proportion d'hydrogène utilisé, facile à déterminer par une analyse eudiométrique, on déduit la capacité totale cherchée.

Instrumentation. — Nous utilisons le spiromètre de Verdin, appareil précis et d'un maniement commode, auquel il suffit d'adapter un embout buccal en verre, renouvelé pour chaque sujet.

L'emploi du masque, indispensable pour apprécier exactement la valeur de l'air courant, est inutile pour évaluer la capacité vitale. Par suite du relèvement du voile du palais pendant l'effort expiratoire par la voie buccale, l'occlusion des narines n'est pas nécessaire.

Capacité Vitale. — Pour déterminer la C. V., nous faisons faire au sujet une inspiration maxima, la bouche ouverte, suivie d'une expiration maxima lente et progressive dans l'appareil. « Cette manœuvre est extrêmement simple et, après deux ou trois essais, tous les sujets, même les plus maladroits la réussissent parfaitement. Ils atteignent bientôt un chiffre maximum qu'ils ne peuvent plus dépasser ; c'est celui que l'on note comme capacité vitale du sujet » (Spehl).

D'Heucqueville pratique de même une série d'examens (4 à 5), mais prend la moyenne des résultats obtenus.

Nous avons, pour la commodité et pour plus de précision, pris les mensurations spirométriques de nos sujets en séries. Ils acquièrent plus rapidement la technique de la méthode en assistant aux démonstrations faites sous leurs yeux.

Les sujets seront debout (le torse nu, ou du moins débarrassé de tout vêtement serré), en état de déplaétion gastrique, ils ne doivent pas souffler trop fort dans les appareils, l'expiration doit être modérément soutenue.

« L'expérience doit être répétée plusieurs fois. Les chiffres obtenus augmentent dans les 3 premiers examens pour diminuer du troisième au neuvième, à partir de ce dernier, les résultats fournis par les examens sont à peu près constants. On vérifiera l'expiration par le calcul de l'inspiration » (Hutchinson).

Ces deux quantités s'égalent en principe, la différence en plus en faveur de la quantité d'air expiré est négligeable (d'Heucqueville).

On aura soin de toujours faire reposer le sujet entre chaque expérience, et de ne pas lui faire exécuter des expirations forcées successives qui entraîneraient des erreurs.

Air courant. — Pour calculer l'air courant, il est nécessaire d'utiliser un masque comme celui de d'Heucqueville, « dont on assurera la contention parfaite avec la face. On invite le sujet en expérience à respirer normalement. On compte 30 respirations en général. La moyenne du chiffre inscrit au cadran du spiromètre donne la valeur de l'air courant ».

Critique. — 1°) La spirométrie nécessite l'emploi d'appareils moins maniables que le simple ruban métrique.

2°) « La C. V. ne donne pas toute la mesure de la valeur pulmonaire ; elle dépend trop du sujet de l'expérience lui-même, c'est une affaire d'équation personnelle. L'on risque, en se servant du spiromètre, d'augmenter la capacité respiratoire. D'autres sujets, au contraire, ne donnent pas toute leur capacité. Cette mesure n'est donc pas l'expression de la valeur du poumon, elle est insuffisante à renseigner sur l'état de la fonction de l'organe (Boïet).

En revanche, cet auteur nous expose les avantages de la méthode de Gréhant pour déterminer la capacité totale.

Mais, à son tour, cette méthode est passible de critiques. Elle est sinon plus exacte, du moins beaucoup plus compliquée et inutilisable en dehors d'un laboratoire de physiologie, puisqu'elle nécessite une analyse eudiométrique et des calculs. Il faut tenir compte également des conditions de pression et de température pendant les expériences.

3° En ce qui concerne les chiffres différents obtenus pour la valeur de *l'air courant*, ils tiennent à des divergences de technique ; la nécessité du masque s'impose comme l'a montré d'Heucqueville.

IV. Pneumatométrie.

On mesure avec un manomètre à mercure, les forces d'inspiration et d'expiration qui sont fonction de la musculature respiratoire.

Historique. — Découverte par Valentin (1854), étudiée par Waldenburg et Hanke, qui en déduisent une méthode thérapeutique nouvelle, la pneumothérapie. Les recherches récentes de Vigneron d'Heucqueville, ont bien mis la question au point.

Gevers Leuven (de la Haye) calcule avec un aérodromomètre, la vitesse de l'air inspiré et expiré. Pech (de Montpellier), en 1918, imagine un masque manométrique pour apprécier le débit respiratoire maximum, dont la valeur chez le sujet normal, à l'inspiration comme à l'expiration, serait de 1700 centimètres cubes à la seconde.

Technique. — On mesure les pressions inspiratoires et expiratoires à l'aide d'un manomètre à mercure avec échelle gra-

duée en millimètres, composé de deux branches en U de 25 cent.
de hauteur. L'une se termine par une cupule destinée à contenir
le mercure, l'autre reçoit un tube en caoutchouc avec embout
de verre. La lecture se fait en doublant la hauteur atteinte par
la colonne de Hg, en partant du O. On utilisera avec avantage
un masque comme celui de V. d'Heucqueville, relié au manomètre par un tube de caoutchouc assez large.

Les forces inspiratoires et expiratoires (pressions — et +),
sont évaluées successivement dans la respiration calme, dans la
respiration soutenue et dans la respiration forcée. Dans la
respiration calme involontaire (sommeil), les pressions respiratoires moyennes sont extrèmement faibles et sensiblement
égales dans les deux phases de la respiration (Hutchinson); ces
chiffres augmentent notablement dès qu'on appelle l'attention
du sujet au cours des expériences.

« Dans la respiration profonde, la pression positive due
à l'expiration l'emporte sur la pression négative due à
l'inspiration ».

Il ne faudrait pas en conclure que la force musculaire développée dans l'expiration est supérieure à celle développée dans
l'inspiration.

La physiologie nous apprend, en effet, que dans l'expiration
même forcée, l'action de l'élasticité pulmonaire et des résis-
tances actives est primordiale, l'action musculaire très faible.

L'inspiration, au contraire, doit lutter contre l'élasticité pulmonaire, la résistance de la paroi thoracique et de son contenu,
l'effort musculaire y est beaucoup plus considérable.

Ceci posé, on peut admettre en pratique, toutes choses
égales d'ailleurs, que les pressions respiratoires (inspiration
et expiration forcées) sont proportionnelles aux forces musculaires (d'Heucqueville).

CRITIQUE. — Méthode de laboratoire très délicate
et nécessitant une technique rigoureusement précise.
Les résultats sont très différents, suivant qu'on utilise un embout buccal ou nasal (d'Heucqueville). Il
semble qu'avec un masque on arrive à une exactitude

plus grande, mais bien qu'on distingue les divers modes de respiration, la façon dont respire le sujet (mouvements de succion, pusillanimité, etc.), sont source d'erreurs.

V. Type Respiratoire.

L'ampliation thoracique évaluée par la plessimétrie, la pneumographie et la cyrtométrie à l'aide de tracés pris à différents niveaux, ont précisé les notions anciennes sur les types respiratoires. « Vir abdominæ maxime respirat, femina thoraie » (Haller). Selon que l'agrandissement se fait de préférence par le diaphragme, les côtes supérieures ou les côtes inférieures, on a un des 3 types suivants.

1°) *Le type diaphragmatique*, habituel à plusieurs mammifères, existe aussi dans l'espèce humaine, où il est constant chez l'enfant.

2°) *Le type costo-inférieur*, dans lequel le mouvement respiratoire prédomine dans les côtes inférieures, se rencontre chez l'homme adulte.

3°) *Le type costo-supérieur* est habituel chez la femme (en raison de la gestation); l'expansion est très marquée pour les côtes supérieures et les clavicules.

Le type diaphragmatique est la règle chez l'enfant jusque vers la puberté, la gymnastique respiratoire détermine plus précocement le type respiratoire costal. Ce dernier est le type normal chez l'adulte, il assure une hématose égale dans tout le poumon en agrandissant le thorax dans tous les sens.

VI. Rythme Respiratoire.

La fréquence des respirations peut être appréciée diversement :

a) Soit par les procédés simples utilisés en clinique, comme celui de Bouchut, ou « spiromètre automatique », qui consiste à compter le nombre de respirations en auscultant le thorax du sujet invité à compter de 1 à 100.

b) Soit à l'aide d'anaptomètres, comme celui de M. Goût, appareil qui compte le nombre des respirations sans que le malade en ait conscience.

La dyspnée qui n'est pas un signe de surmenage, mais de fatigue ou de quelque état pathologique, est classique chez les tuberculeux latents et les tuberculeux au début.

La fréquence normale des mouvements respiratoires chez l'adulte est de 16 environ par minute, chez les tuberculeux elle s'élève à 20 et même à 30.

Les mouvements respiratoires s'accélèrent sous l'influence d'un travail musculaire quelconque.

Les recherches physiologiques récentes de J. Amar, pratiquées à l'aide d'appareils spéciaux, le cycle ergométrique et un échantillonneur respiratoire (spiromètre particulier), permettent d'évaluer d'une façon précise la grandeur des échanges respiratoires, la ventilation pulmonaire et la courbe d'endurance respiratoire.

La *ventilation pulmonaire* augmente bien plus par l'amplitude que par la fréquence de respirations et, d'autre part, les respirations lentes et profondes favorisent l'oxygénation du sang.

L'hématose exige que la respiration développe en toutes circonstances un maximum de capacité pulmonaire.

Le coefficient d'intensité K, qui mesure l'accroissement des échanges gazeux du sang *coefficient hématopnéïque d'Amar*, est donné par la formule

$$K = \sqrt[3]{\dfrac{V : N}{v : n}}$$

en prenant les ventilations par deux minutes dans 2 états différents à l'exercice et au repos et en les divisant par les fréquences respiratoires respectives (N et n).

Les différences entre le taux d'oxygène calculé d'après ce coefficient et le taux observé, permettront de conclure à une hyperhématose ou à une hypohématose, toutes deux révélatrices d'un état pathologique ou d'une intoxication.

VII. Radioscopie.

L'étude des affections thoraciques par la radiographie et la cinémato-radiographie, la découverte de l'orthodiagraphie permettant de projeter en grandeur vraie les ombres des organes, soit pour les mesurer, soit pour en conserver le graphique, suggéra l'application de ces méthodes à l'examen de la fonction respiratoire.

Béclère, Vannier, Destot et Thooris essayent d'apprécier ainsi la valeur physiologique d'un poumon normal ou malade.

Gignier, inspiré par Destot et Chatin, de Lyon, établit dans un travail intéressant le rapport de l'aire cardiaque aux aires pulmonaires et montre les variations de ce rapport pour les cœurs pathologiques (gros cœurs des cardiopathies, petits cœurs des tuberculeux).

La valeur séméïologique du petit cœur, médian, « cœur en goutte », décrit par Destot dans la tuberculose débutante est aujourd'hui bien diminuée, puisqu'on observe cette image chez des individus indemnes de toute tare pulmonaire (Lester Léonard).

Pour Mosny, cette microcardie, fréquente surtout chez les descendants de tuberculeux, serait en réalité une manifestation héréditaire ou acquise du virus tuberculeux.

En dehors des modifications de la transparence normale des champs pulmonaires, la radioscopie du thorax nous apporte des renseignements qu'on peut grouper sous deux ordres.

I. — AU POINT DE VUE MORPHOLOGIQUE.

Elle permet d'évaluer, par un tracé orthogonal, l'aire pulmonaire totale, celle de chaque hémithorax, enfin l'aire apexienne dont l'étude semble pleine d'intérêt au point de vue diagnostique et pronostique de la tuberculose.

Cet examen renseigne également sur les asymétries, rétractions ou déviations du squelette thoracique.

M. Cordier poursuit dans son service des observations sur la morphologie, la cinétique et l'aire

orthodiascopique des sommets, au cours des différentes formes de la tuberculose pulmonaire.

II. — Au point de vue fonctionnel.

La radioscopie permet l'étude des mouvements
respiratoires, de leur fréquence et de leur type.

On étudiera l'expansion pulmonaire, les mouvements des côtes et du diaphragme (état des sinus
costo-diaphragmatiques).

Ce dernier examen est très important, puisque les
altérations pulmonaires ou pleurales même éloi-
gnées, localisées aux sommets, entraînent suivant la
loi de Stokes, la paralysie plus ou moins complète
du diaphragme sous-jacent (signes de Béclère et de
Williams).

Il faudra tenir compte cependant de la déforma-
tion inspiratoire du diaphragme ou « phénomène du
feston de Maingot » qui s'observe aussi bien dans les
tuberculoses guéries, torpides qu'évolutives et ne
saurait faire préjuger d'une lésion débutante du
sommet. D'ailleurs, les déformations du diaphragme
sont fréquentes au cours d'affections très différentes :
lésions du phrénique, troubles nerveux (Cordier).

CHAPITRE III

Procédés d'évaluation au point de vue morphologique et anthropométrique.

L'étude de l'anatomie morphologique est faite par des mensurations simples pratiquées suivant la méthode anthropométrique. Le poids et la taille d'abord, et surtout la comparaison de ces deux facteurs d'appréciation du développement statural et pondéral sous forme de rapport donnent une idée de la structure ou constitution du sujet.

1° **Poids.** — La pesée est la méthode de choix chez le nourrisson, on tient compte à la fois du poids absolu et du gain (quotidien, hebdomadaire ou mensuel). La pesée doit être faite autant que possible dans les mêmes conditions de vêture et avant le repas ou la tétée ; on déduit simplement le poids des vêtements.

On a calculé que les vêtements (en dehors d'un manteau ou d'un pardessus) représentent environ le 1/18me du poids total. Pour un poids de 65 kilogr. par exemple, les vêtements peuvent être évalués à 3.600 grammes environ.

Les poids sont inscrits sur une feuille de pesée qui permet d'établir la courbe de la croissance pondérale d'un sujet.

2° **Taille.** — La taille est donnée par la toise anthropométrique, elle fournit des rapports intéressants avec le poids et les autres mensurations en longueur.

Le sujet déchaussé se tiendra debout, dans une position franchement verticale, la tête en équilibre, les épaules tombant naturellement et les membres supérieurs pendant le long du tronc.

Chez le nourrisson, à défaut d'un toise-bébé, la taille est mesurée à l'aide d'un ruban métrique, l'enfant maintenu couché et bien étendu.

La Taille assis ou Buste (dont on verra l'intérêt plus tard) a l'avantage de mesurer la hauteur du tronc augmentée de celles du cou et de la tête; la hauteur de la colonne vertébrale augmentée de celle du crâne et de la distance sacro-ischiatique qui est sensiblement égale à la distance ischio-pubienne.

Les mensurations des segments du corps (longueurs et périmètres), pratiquées en séries par des anthropologistes comme P. Godin, apportent des résultats intéressants dans l'étude de la croissance et du développement des sujets.

La grande envergure (c'est-à-dire la distance d'un doigt médius à l'autre, lorsque les bras sont horizontalement étendus), est constituée par deux éléments : la longueur des membres supérieurs et le

diamètre biacromial. En raison des rapports existants entre le Diam. Biacromial et la G. E., cette der-
nière pourrait servir à apprécier la capacité thoracique, tout comme le périmètre du thorax. Rambault
(de Lyon) a préconisé dernièrement la mensuration
systématique de la G. E. pour permettre l'appréciation rapide de la valeur physique des individus. Les
sujets présentant une envergure égale à la moyenne,
c'est-à-dire dépassant la taille de 4 cm, auraient une
capacité vitale moyenne, tandis que les sujets dont
la G. E. dépasse la taille de plus de 8 cm. ont un
Diam. Biacromial, et par suite une capacité vitale
nettement supérieure à la moyenne.

3° **Surface cutanée**. — *Technique*. — La surface du corps humain vivant peut être évaluée
suivant plusieurs méthodes.

1° Maurel (de Toulouse) préconise cette formule :

$$\text{Surface cutanée} = 7,35 \times \sqrt[3]{P^2}.$$

en multipliant la racine cubique du carré du poids
du sujet par le coefficient constant 7,35, on obtient
la S. C. en décimètres carrés.

2° Lassablière donne deux formules empiriques
plus simples encore ;

$$a)\ \text{S. C.} = \text{Périmètre Th}^2 \times 2,3$$

on multiplie le carré du périmètre mamelonnaire par
la constante, 2,3.

$$b)\ \text{S. C.} = \text{T}^2 \times 0,92$$

dans cette formule, on multiplie le carré de la taille
en cm. par la constante 0,92.

3° B. Roussy, du Collège de France, aboutissait

en 1911, d'après sa théorie mathématique de la loi géométrique de la surface du corps, à une méthode d'évaluation très précise de la S. C. chez l'homme, dont l'exactitude a été confirmée récemment sur l'animal (1922).

La surface totale du corps humain est divisée en figures géométriques dont les aires sont évaluées par la mensuration des périmètres et des hauteurs périphériques successives. En multipliant le périmètre moyen Pm ainsi obtenu par la hauteur périphérique moyenne HPm, on détermine très exactement sa valeur. S. C. $=$ HP$m \times$ Pm.

Critique. — Nous ferons remarquer, au sujet de la valeur de ces méthodes, l'intérêt que présente la détermination de la surface cutanée qui joue un rôle important dans le développement du sujet, comme nous le verrons à propos de la croissance.

Nous ne croyons pas qu'il faille attribuer beaucoup de valeur aux différentes formules empiriques proposées.

Celles de Lassablière, séduisantes par leur simplicité, nous ont donné des résultats assez divergents. La méthode de Roussy, vraiment scientifique, est malheureusement trop longue pour être utilisée en clinique ; nous souhaitons avec son auteur qu'il puisse simplifier sa méthode et la rendre encore plus pratique.

4° **Volume corporel.** — Le volume du corps du sujet peut être intéressant à calculer, il permet d'arriver par le rapport au poids à la notion de densité du corps $\dfrac{\text{P}}{\text{V}} =$ D.

On détermine ce volume expérimentalement, en diminuant le volume des cavités aériennes suivant la technique préconisée par M. Heckel du Collège d'Athlètes. Le poids spécifique normal serait égal à 1,049. Une densité plus élevée serait synonyme de force et santé.

CHAPITRE IV

Groupement des méthodes.
Nécessité de coefficients complexes.

La comparaison de plusieurs éléments est indispensable sous forme de rapports ou de coefficients.

La taille, le poids, le périmètre, considérés séparément, n'ont pas grande signification et dépendent surtout de l'hérédité ethnique. Ainsi, chacune de ces mensurations prise isolément ne possède qu'une valeur relative ; il est nécessaire de grouper et de comparer entre elles ces diverses données, pour obtenir des renseignements ou des critères intéressants.

On utilise d'abord de simples rapports entre deux facteurs :

a) La taille au poids (indice de Bouchard), tables de Variot, Spehl, le périmètre thoracique moyen à la taille (tables de Magnan et Sellet).

b) Puis des coefficients établis à l'aide de formules mathématiques plus complexes où interviennent plusieurs données.

a. **Rapport du Poids à la Taille.**

Le rapport du poids à la taille, ces deux facteurs d'appréciation du développement statural et pondéral, donne une idée de la structure ou constitution du sujet.

1° En divisant le poids par la taille, on obtient l'« *indice de corpulence* », de Bouchard.

La *corpulence* moyenne normale ainsi évaluéé, augmente régulièrement depuis la naissance jusqu'à 25 ans et diminue insensiblement à partir de cet âge, comme le montrent les chiffres suivants :

à la naissance $= 0,64$ à 25 ans $= 3,93$
à 70 ans $= 3,58$.

2° Le procédé suivant, dont les indications sont plus concrètes et plus faciles à apprécier, consiste à rapporter le nombre de kilogrammes du poids, au nombre de centimètres de la taille dépassant le mètre.

Il s'agit d'un simple rapport, et non d'une règle absolue comme on l'a prétendu. M. Taiture admet sa valeur chez l'homme; chez la femme, ce rapport doit être des 3/9.

De nombreuses tables existent pour l'étude de la *croissance*, qui donnent la taille et le poids moyen normal correspondant d'un sujet suivant son âge. En France, les tables récentes de Variot et Chaumet et celles de Binet, sont classiques.

Spehl (de Bruxelles), a établi des tables analogues, qui présentent l'avantage de ne pas se limiter à la croissance et renseignent sur l'état de nutrition de l'adulte.

« Ces chiffres étant des moyennes, sont susceptibles, à l'état normal, de certains écarts en plus ou en moins. Ceux-ci sont relativement peu marqués chez le nourrisson et les jeunes enfants ; ils sont parfois considérables chez les adolescents et surtout chez les adultes. En tout cas chez l'adulte, à l'état normal, les écarts en poids ne doivent pas dépasser 7 à 8 kilogrammes, soit en plus, soit en moins ». (Spehl).

COEFFICIENT THORACIQUE DE J. AMAR. — J. Amar a insisté sur l'importance du rapport de la taille assise à la taille totale qu'il appelle « coefficient thoracique », ce coefficient $\dfrac{A}{T}$ est généralement de 0,53, il s'élève à 0,54 chez les sujets robustes ; au-dessous de 0,52 il est l'indice d'une constitution plus ou moins débile. Vérifié sur des milliers de personnes, il mériterait de prendre place parmi les facteurs ciné-thérapiques et de servir au classement physique des sujets.

RAPPORT DE MANOUVRIER. — En soustrayant le chiffre de la taille assise de celui de la taille debout, on obtient la hauteur des membres inférieurs, qui permet d'établir le rapport de Manouvrier $\dfrac{S}{B}$ (B étant le buste et S la hauteur des membres inférieurs). Ce rapport varie suivant les périodes de l'enfance et permet de classer les jeunes sujets en mésatiskèles (sujets à membres inférieurs et à buste

normaux), brachyskèles (sujets à membres inf. courts
et à longs bustes) et macroskèles (sujets à membres
inf. longs et à bustes courts).

b. Etude des Coefficients de robusticité.

I. Historique. — Depuis plus d'un siècle les médecins militaires de tous les pays ont utilisé les mensurations du corps pour apprécier la valeur physique des conscrits et éliminer les malingres.

La règle suivant laquelle « le périmètre thoracique
doit dépasser la demi-taille d'1 ou 2 cent. pour les
petites et moyennes tailles et l'égaler au moins pour
les grandes », établie d'après des mensurations pratiquées sur une élite de médecins stagiaires au Val
de Grâce, fut désastreuse au point de vue du recrutement et abandonnée (1876). Plus de la moitié des
conscrits n'a pas un périmètre thoracique qui
satisfasse à la règle du périmètre moyen (Mackiewicz).

Les compagnies d'assurances sur la vie avaient
adopté la formule suivante :

$$\frac{\text{P. Th} \times 100}{\text{Taille}} = \text{Indice de vitalité.}$$

D'après Snellen, les individus dont l'indice était
inférieur à 50, avaient une durée moyenne de vie de
38 ans, tandis que ceux qui avaient un indice supérieur atteignaient en moyenne 46 ans.

Granjux, puis Mackiewicz, en 1898, proposent
pour abaisser la morbidité tuberculeuse dans l'armée, de déterminer au moyen des rapports existants

entre les diverses mensurations du corps, un minimum d'aptitude physique ou minimum de *robusticité*, compatible avec le service militaire.

De l'examen de 6000 recrues, Mackiewicz concluait que par les mensurations du périmètre, du poids, du tour d'épaules et du bassin, on pouvait, suivant les chiffres obtenus rapportés à la taille et à la constitution, apprécier le degré de *robusticité* des sujets (1).

II. Les coefficients militaires.

1°) *Indice de Pignet.* — Pignet (d'Angers) donnait en 1900, sous le nom de « valeur numérique de l'homme » une formule simple qui fut adoptée par l'armée.

$$T - (R + P) = \text{Indice de Pignet.}$$

en soustrayant la somme du périmètre thoracique (R) du poids du corps (P) du chiffre de la taille (T) évalués en centimètres, on obtient la valeur numérique du sujet. On a pu, suivant les chiffres obtenus variant de 10 à 30, classer les sujets d'après leur constitution, de très forte à très faible. La valeur numérique est d'autant plus faible que la constitution de l'homme est meilleure. Un indice de 21 à 25 indique un sujet de constitution moyenne.

Mayet appliquant l'indice de Pignet à l'étude de la robustesse de l'enfant, a rectifié la valeur de R en

---

(1) Mme d'Epinay dans Galiani, lettre du 29 juillet 1776, a dit *robusticité* ; mais le mot est mal fait, supposant un adjectif *robustique.*

prenant le périmètre moyen, demi-somme des lectures à l'inspiration et à l'expiration du thorax

$$T - (P + \frac{P. \text{ Th. insp.} + P. \text{ Th. exp.})}{2}$$

D'après un diagramme représentant la courbe des coefficients de robusticité suivant l'âge, nous voyons que de 12 à 1 an, l'indice s'élève vers 43 à 10 ans pour redescendre et atteindre une valeur de 23 environ vers 21 ans. En dehors de quelques variations physiologiques de 3 à 4 unités, la constitution de l'enfant est d'autant meilleure que le chiffre obtenu est plus faible et inversement.

Calvet utilisant l'indice de Pignet modifié chez des enfants de colonies de vacances obtient une courbe analogue à celle de Mayet, mais pour lui le coefficient se maintiendrait élevé jusque vers 15 ans.

Les indices d'A. Costa Ferreira (1916) et du suisse Fr. Messerli (1917) ne sont que des variantes de l'indice de Pignet.

Critiques. — Dans l'indice de Pignet (toujours classique malgré les critiques qui lui ont été adressées), les trois bases d'appréciation sont : la taille, le poids et le périmètre thoracique. Ce dernier a un rôle prépondérant ; on l'évalue aujourd'hui en prenant le périmètre moyen suivant Mayet. Le poids étant en quelque sorte le correctif de la taille, on voit de suite l'inconvénient de ce procédé qui donne une trop grande importance à ce facteur en favorisant les individus gros et petits au détriment des sujets à type musculaire et respiratoire.

« Les modifications apportées à l'indice de Pignet

montrent qu'il est une donnée empirique ne traduisant aucun phénomène physiologique capital, il ne représente aucune manifestation de la vie dynamique. Au point de vue respiratoire, il prête à discussion, malgré les résultats intéressants obtenus par les auteurs pour l'appréciation rapide d'un grand nombre de sujets (J. Amar).

2° *L'indice de Koby* (1) dérive du principe suivant : les meilleures aptitudes au point de vue militaire reposent sur une combinaison de types musculaires et respiratoires. On le calcule ainsi :

$$\frac{(a \times d) - t}{T} = \text{Indice de Koby}$$

a étant l'amplitude respiratoire ; *d* la différence entre le périmètre th. moyen et le tour de taille (*t*) ; *T* la taille.

Critiques. — Méo reproche à cet indice d'entraîner des erreurs du fait de sa technique et de donner des résultats insuffisants. « Souvent, en effet, on obtient des chiffres indiquant des individus médiocres, quand en réalité on se trouve en présence de sujets excellents tant au point de vue morphologique que par comparaison avec les autres indices ».

Nous ne discuterons pas la valeur de l'indice de Koby que nous n'avons pas expérimenté, et ferons remarquer seulement que si la mesure de l'ampliation est délicate chez des nègres, comme dit M. Méo, rien n'est plus simple à apprécier chez des sujets un peu éduqués.

---

(1) Koby (*Caducée*, 1ᵉʳ septembre 1919).

3°) *L'indice de Méo* est un nouveau coefficient de robusticité adapté aux cas des *noirs* de l'Afrique Occidentale (1). On mesure successivement sur l'individu au repos la taille (T) et le tour de taille (t) dont on fait la somme ; puis les périmètres du bras, de la cuisse et du mollet à leur partie moyenne, (b, c, m) et le périmètre bimamelonnaire (p). La somme de ces quatre derniers chiffres est soustraite de la première.

(T + t) — (b + c + m + p) = Indice de Méo. Dans cette formule où le poids est négligé, on fait intervenir le développement musculaire et respiratoire dont les éléments sont opposés à la stature et au tour de taille, ce dernier indiquant formellement le degré d'adiposité, la ptose viscérale, la capacité de résistance des parois du sujet examiné.

Cet indice a été appliqué par son auteur à 4.000 recrues noires, parallèlement avec celui de Pignet. D'après les résultats obtenus par les deux indices, et l'aspect morphologique des sujets, Méo propose une échelle de classement des recrues, suivant leur coefficient, d'excellent à passable.

Nous n'avons pas d'opinions personnelles sur les coefficients nouveaux de M. Méo et celui de M. Ruffier. Le temps nous a manqué pour apprécier expérimentalement la valeur de ces indices de robusticité, récemment préconisés. Ils n'offraient pas, d'autre part, beaucoup d'intérêt pour nous, nos investigations ayant porté surtout sur des femmes plus ou moins amaigries du fait de la bacillose.

---

(1) Méo, in « *Presse Médicale* », septembre 1921.

Nous conclurons cependant en soulignant la valeur de ces coefficients de robusticité, excellents pour des recrues en parfait état physique ou des sportsmen. Ces indices renseignent suffisamment sur la morphologie anatomique ou la *métrostatique* d'un sujet, mais n'impliquent pas forcément une valeur physiologique comparable. On sait aujourd'hui que des sujets d'apparence médiocre peuvent être doués de qualités physiques parfois excellentes.

Conclusions. — En résumé, nous conclurons au sujet de la valeur générale des coefficients de robusticité, avec Fr. Heckel : « Il semble qu'on puisse considérer actuellement la valeur réelle de ces indices comme bien diminuée ; en effet, pour une certaine part, la robusticité d'un homme n'est pas strictement adéquate à sa morphologie.

« Ces indices utilisés au cours des opérations médicales nécessairement rapides du recrutement militaire permettent d'objectiver par un chiffre, un degré d'insuffisance physique qui mène à la réforme ou à l'ajournement, des sujets qui se révèlent d'ailleurs généralement faibles au premier aspect. La précision toute apparente d'une formule mathématique n'apporte pas à cette première évaluation une plus grande certitude.

Les indices de robusticité doivent s'établir physiologiquement par des épreuves de rendement plus qu'anatomiquement par des mesures. La cote d'Hébert présente à ce sujet une réelle supériorité ; elle permet, en éducation physique, de déterminer, d'une façon suffisamment précise en l'évaluant numériquement, le degré d'aptitude physique d'un sujet, elle est utile surtout comme moyen de contrôle et de constatation des résultats.

III. Coefficients de Maurel.

a) *Chez l'adulte.*

Les recherches expérimentales de Maurel ont montré que pour chaque âge il existe une section thoracique donnée, qui correspond à l'état normal ; à chaque âge correspondent des rapports constants entre la S. Th. d'une part ; la taille, le poids et la surface cutanée d'autre part.

Ces lois générales d'expériences établissent l'existence d'une proportionnalité entre la section thoracique et la surface pulmonaire (Ducournau).

a) *Section thoracique.* — Les hommes adultes de 21 à 25 ans ont une S. Th. moyenne qui dépasse 500 cm², soit 523 cm².

Les femmes adultes, à âge égal, ont une S. Th. inférieure ; la moyenne de cette section est 466 cm²,5,

	Individu normal	Tuber-culeux
A 1 cent. de taille, correspond une moyenne de...	3 cm² de S. Th.	2 cm²,67
A 1 kilog de poids —	8 cm² de S. Th.	6 cm²,75
A 1 dcm² de S. C. —	4 cm² de S. Th.	4 cm²,11

Joffres a étudié les variations de la section thoracique au cours de la tuberculose pulmonaire et montré la constance de l'abaissement des coefficients de Maurel dans cette affection. Nous donnons dans le tableau précédent les moyennes obtenues par cet auteur.

b) *Chez l'enfant.*

Ducournau de Carritz établit par ses recherches la valeur de la section thoracique et des coefficients de Maurel chez l'enfant de 6 à 16 ans.

a) SECTION THORACIQUE. — A chaque âge correspond une section thoracique moyenne qui représente l'état normal. Pour avoir un thorax normal et un fonctionnement pulmonaire suffisant, la S. Th. de l'enfant doit être supérieure à 200 cm² entre 6 et 8 ans, atteindre 250 cm² entre 10 et 12 ans, et 350 cm² au moins entre 14 et 16 ans. Toute S. Th. inférieure à ces chiffres serait insuffisante. L'accroissement de celle-ci est continu, il est surtout marqué si on considère la S. Th. de deux en deux ans.

b) COEFFICIENTS DE MAUREL. — Nous envisagerons successivement les différents rapports de la *section thoracique* à la taille, au poids, etc.

1°) *A la taille.* — Pour 1 cm de taille l'enfant possède en moyenne un peu plus de 2 cm² de section. En général, aux petites tailles correspondent les S. Th. minima et inversement.

2°) *Au poids.* — Pour assurer l'hématose normale de chaque kilogr. de son poids, l'enfant a besoin de 9 cm² de section pour l'unité de son poids. Ce rapport ou *indice de poids,* qui est d'autant plus élevé que l'enfant est plus jeune, varie en raison inverse du précédent rapport de la S. Th. à la taille ou *indice carré*.

3°) *A la surface cutanée*, ce rapport est constant dans la deuxième enfance, non seulement pour un même âge, mais pour tous les âges compris entre 6 et 16 ans ; il est égal à 1.

4°) *A la hauteur du sternum*, il n'y a pas de rapport précis. Cependant d'après Ducournau, à hauteur sternale plus élevée, correspondrait une S. Th. moindre. En raison du rapport invariable existant entre la hauteur sternale et la hauteur thoracique, on peut conclure que les thorax longs ont une petite section, et les thorax courts une section plus grande. Cette loi confirme cette proposition de Truc « dans la seconde enfance, le thorax est étroit et long, d'autant plus étroit qu'il est plus allongé ».

5° Avec *les périmètres et les diamètres*, l'existence d'une proportionnalité quelconque entre la S. Th. et ces dimensions se heurte à des impossibilités géométriques identiques à tous les âges de la vie (Maurel).

IV. Coefficients de Spehl.

Historique. — Depuis Hutchinson, les auteurs qui se sont occupés de spirométrie ont cherché à établir des rapports entre la capacité vitale et différents facteurs tels que le poids, la taille, les périmètres thoraciques, l'ampliation, voire la hauteur du sternum et le diamètre bi-acromial.

Hecht a montré que la C. V. ne varie pas sensiblement chez les sujets se trouvant dans les mêmes conditions d'âge, de taille et de sexe.

Le Professeur Spehl (de Bruxelles) a eu le mérite d'établir des tables très complètes permettant l'étude de la fonction respiratoire qui nous donnent les rapports de la C. V. avec le poids et la taille chez les sujets du sexe masculin depuis l'âge de 7 ans.

Nous voyons que la *capacité vitale* se développe progressivement pour atteindre son maximum à 30 ans, elle reste stationnaire jusqu'à 50 ans, puis décroit graduellement.

« Pour interpréter les chiffres d'un sujet, il faut tenir compte non seulement des valeurs absolues, mais surtout de nos 4 rapports suivants : rapport du poids à la taille, de la C. V. à la taille, de la C. V. au poids, du quotient vital (Spehl) ».

1°) *Rapport de la capacité vitale à la taille.*

Ce rapport $\frac{C. V.}{T}$ s'obtient en divisant la C. V. évaluée en centimètres cubes par la taille en centimètres. Normalement ce rapport augmente jusqu'à 20 ans, où il atteint le chiffre 20, puis reste stationnaire.

2°) *Rapport de la capacité vitale au poids.*

Le rapport $\frac{C. V.}{P}$ c'est-à-dire de la C. V. au poids est également utile à établir ; il donne la mesure du « *souffle* ». Toutes choses égales, il indique avec une précision presque mathématique de quel effort physique un sujet donné est capable, s'il peut marcher vite, monter facilement un escalier, gravir aisément une côte, en dehors de tout état méïopragique du cœur.

Le rapport $\dfrac{\text{C. V.}}{\text{P}}$ s'obtient en divisant la C. V. évaluée en centimètres cubes par le poids, en kilogrammes.

Ce rapport atteint son maximum vers 11 ans, c'est donc à cet âge que normalement le souffle est le plus développé (Spehl). De même chez l'enfant la C. V., proportionnellement à l'air courant, est plus grande. On expliquerait ainsi le cri longtemps soutenu de l'enfant (D'Heucqueville).

Ce rapport constitue l' « *indice d'endurance respiratoire* » d'Amar, évalué en rapportant la capacité vitale en centilitres au poids du corps en kilogrammes. « Ce nouvel élément énergétique représente en quelque sorte la « puissance massique » du moteur vivant. Il caractérise spécialement la puissance respiratoire et sert au classement athlétique des individus, à leur entraînement » (Amar).

C'est une sorte de critérium de la force de résistance de l'individu (Demeny).

3°) *Quotient vital.*

a) *Quotient vital de l'adulte.* — Pour apprécier à la fois l'état de nutrition et de la fonction respiratoire, Spehl a proposé, sous le nom de *quotient vital*, une formule réunissant les deux facteurs poids et capacité vitale rapportés à la taille.

En multipliant le poids évalué en kilogrammes,

par la capacité vitale en cm³. et en divisant le produit par la taille en cm. on obtient le « *quotient vital* ».

$$\frac{CV \times P}{T} = \text{Coefficient de Spehl}$$

Normalement le quotient vital augmente de 6 à 30 ans et diminue ensuite graduellement.

Considéré isolément, ce coefficient donne une impression générale du développement physique ou de la constitution d'un sujet, mais, dit cet auteur, ce renseignement global ne suffit pas. Il est indispensable d'examiner séparément tous les éléments de notre fiche, c'est-à-dire les chiffres obtenus dans les diverses mensurations et en particulier les trois rapports du poids à la taille, de la C. V. à la taille et de la C. V. au poids. Dans ces conditions, même sans voir le sujet, on se représente parfaitement sa structure et sa valeur physiologique.

b) *Quotient vital de l'enfant.* — Chez l'enfant au-dessous de 7 ans, Spehl emploie une formule réunissant les trois facteurs utilisés dans l'indice de Pignet.

Le quotient vital est basé sur le périmètre thoracique moyen, à défaut de possibilité de mesurer la capacité vitale. Il est donné par la formule

$$\frac{\text{Pér. Th} \times P}{T}$$

en multipliant le poids évalué en hectogrammes par le périmètre thoracique en cm. et en divisant le produit par la taille en cm. on obtient le coefficient de Spehl de l'enfant.

En se reportant aux tables de cet auteur, on pourra,

suivant que le coefficient obtenu dépasse, égale ou est inférieur aux chiffres indiqués, classer un enfant déterminé en sujet fort, moyen ou faible.

Dans ce dernier cas, il faut examiner quels sont les facteurs insuffisants, et, des constatations faites, découleront les indications thérapeutiques.

V. Coefficient de nutrition. · Pelidisi.

Von Pirquet prend comme base de nutrition la surface d'absorption de l'intestin ; or, d'après les calculs d'Henning, la longueur de l'intestin est égale à 10 fois environ la hauteur du corps mesurée dans la position du sujet assis. La circonférence de l'intestin, variant suivant son contenu, peut être, d'après lui, considérée comme le dixième de la hauteur du corps, le sujet étant assis.

De là, si H représente la taille assis et L (ou 10 H) la longueur de l'intestin, on a

$$\text{Surface intestinale} = 10\,H \times \frac{H}{10} = H^2$$

cette formule, exprimée en centimètres, s'applique parfaitement aux enfants de tout âge.

Les études de Von Pirquet conduisent à d'autres conclusions. La hauteur assise, représentée en cm., élevée à la troisième puissance (H^3) est égale à P (10 fois le poïds du corps) ; il s'ensuit que les relations entre le poids, la hauteur assise et la surface de l'intestin peut être ainsi formulée :

$$H^3 = P \qquad H = \sqrt[3]{P}$$
$$\text{Surface intestinale} = H^2 = P\frac{2}{3}$$

Les variations sont pratiquement négligeables chez les sujets normaux.

Von Pirquet emploie le vocable symbolique *Pelidisi* pour indiquer l'état de nutrition, ce mot dérivant de la phrase latine suivante : *pendus decies linearis division sedentis altitudo.*

Cette formule fondamentale qui permet d'exprimer approximativement les conditions d'une bonne nutrition, est applicable au corps humain de tout âge.

$$\text{Pelidisi ou état de nutrition} = \frac{\sqrt[3]{P \times 10}}{H}$$

c'est-à-dire la racine cubique de dix fois le poids du corps, divisée par la hauteur de la taille assis, évaluée en cm.

L'exemple suivant montre l'application de cette formule, pour un enfant dont la taille assis est de 70 cm. et le poids de 19.300 gr.

$$\text{Pelidisi} = \frac{\sqrt[3]{10 \times 19.300}}{60} = \frac{\sqrt[3]{193.}}{60} = \frac{57,8}{60} = 0,963$$

$$\text{Index de nutrition} = 96,3.$$

$$\text{Diagnostic} = \text{Nutrition normale.}$$

Pour les nourrissons se développant normalement et les adultes normaux, le quotient serait approximativement 100. Pour les enfants en état de croissance, il est d'environ 94,5.

Les variations extrêmes vont de 81 à 109. Un quotient supérieur à 100 indique une sur-nutrition, un quotient inférieur à 94,5 révèle une sous-nutrition.

En pratique, les Commissions de Secours Américaines considéraient qu'un index inférieur à 92 devait faire obtenir à l'enfant un supplément de nourriture.

MM. Merrill et Violle (1) concluaient récemment leur exposé des coefficients de nutrition, en montrant l'utilité de l'application journalière de ces formules dont la valeur du reste est toute relative. Chez un sujet à index insuffisant, il ne faudra pas se borner à augmenter sa ration alimentaire pour lutter contre la sous-nutrition ; au préalable, le diagnostic et le traitement causal sont indispensables à établir. Von Pirquet, d'ailleurs, le reconnut lui-même et, à cet effet, modifia l'index-type suivant les conditions organiques de l'individu examiné.

« Une formule accessoire est ainsi représentée par le mot diagrammatique *Sacratama* et ses dérivés. Il est issu des mots latins *sanguinis* (qualité du sang), *crassitudo* (état du tissu cellulo-graisseux sous-cutané), *turgor* (tension des téguments produite par l'hydratation normale des tissus), et *musculus* (développement musculaire).

Il est possible de faire d'autres combinaisons de voyelles avec les consonnes précédentes, ainsi *a* indique un état normal, *e* abondant, *i* excessif, *o* réduit et *u* en fort déficit. *Sacratama* représente un état normal des quatre qualités organiques, *Socretemo* indique de la pâleur, une graisse abondante, une tension tégumentaire exagérée, et un état musculaire défectueux.

---

(1) In *Presse Médicale*, 23 nov. 1921. Les grandes formules modernes de la nutrition.

« Le système *Pelidisi* appliqué concurremment d'ailleurs avec le système *Sacratama* aurait donné, d'après Mowatt Mitchell, de la Commission de Secours Américaine, toute satisfaction surtout par ce fait que son application à l'organisme humain peut être généralisé et permettre aux médecins une base de comparaison sérieuse (Merrill et Violle).

Si l'on peut sourire des vocables proposés (qui par leur pédanterie latino-scientifique et leurs syllabes prétentieuses font songer aux propos burlesques et scolastiques de Beckmesser), il faut retenir que cette formule rapide et curieuse semble avoir de bons résultats dont nous reparlerons.

DEUXIÈME PARTIE

Applications personnelles de ces méthodes.

CHAPITRE V

La Croissance.

Les mensurations anthropométriques et les coefficients de robusticité ont été appliqués à l'étude de la croissance, mais jusqu'à maintenant, on s'est intéressé beaucoup plus à ses phénomènes pathologiques qu'aux phénomènes physiologiques. On se préoccupe aujourd'hui de prendre l'enfant à la naissance, de le suivre pas à pas dans son évolution jusqu'à son complet développement, de montrer ce que doit être un enfant normal, tant au point de vue physique qu'intellectuel. » (Dufestel).

Cette étude intéresse non seulement les médecins, mais les pédagogues et ceux qui s'occupent d'éducation physique.

Nous verrons dans quelle mesure on peut s'adresser aux données fournies par les diverses méthodes que nous avons envisagées, pour étudier des phénomènes biologiques aussi complexes que ceux de la croissance, où chaque organe présente une évolution particulière.

De plus, il ne faut pas oublier que le développement somatique est lié au développement psychique. On commence seulement à concevoir le rôle considérable des glandes endocrines au point de vue du développement, et les modifications profondes qui surviennent au moment de la puberté.

DÉFINITION. — La croissance est l'ensemble des phénomènes biologiques que subit le nouveau-né pour parvenir à l'état adulte.

Son évolution n'est pas régulière ni continue, mais s'effectue par poussées périodiques qui varient d'un individu ou d'un sexe à l'autre et qui sont soumises à des conditions extrêmement nombreuses d'hérédité, de race, de climat, de saisons, etc.

C'est, dit M. Godin, l'expression synthétique de toutes les manifestations du développement.

Les lois du développement qui résultent de ces importants travaux : lois pubertaires, lois des alternances, lois des proportions et celles des asymétries, nous servent aujourd'hui de guide dans l'étude du mécanisme de la croissance.

Toutes les œuvres de prophylaxie et d'hygiène sociale se préoccupent aujourd'hui, par des visites périodiques, de surveiller les sujets afin de dépister, dès le début, les affections qu'ils peuvent présenter afin de traiter le malade, éviter la contagion ou contamination possible, de prendre en un mot toutes les mesures de défense sociale. A aucun moment celles-ci ne sont plus nécessaires que pendant la croissance, période de développement des enfants et des adolescents dont dépend l'avenir d'une race et celui d'un pays. L'œuvre des visiteuses d'hygiène et des visiteuses de l'enfance, fondées en France à l'instigation et avec l'aide de nos amis d'Amérique, concourt à ce noble but.

A l'examen médical proprement dit, doit s'ajouter l'examen anthropométrique du sujet qui consiste à pratiquer un certain nombre de mensurations et à les interpréter par l'utilisation de coefficients.

Nous avons exposé plus haut la technique de la mensuration de la taille et du poids et l'intérêt de la comparaison ou du rapport de ces deux éléments d'évaluation de l'état général ou de la constitution du sujet.

Pour l'appréciation des résultats fournis par les mensurations, il est nécessaire de se reporter à des tables établies sur des sujets de même race, de même sexe et voire de milieu social analogue. Les moyennes données ou *tables de croissance* ne sont en effet exactes que pour un pays et une race déterminée.

1° *Taille*. — La taille augmente parallèlement avec l'âge et de façon continue. Selon Quételet, l'accroissement serait à peu près régulier, cet accroissement annuel représenté par la différence des tailles de deux âges successifs serait d'environ 5 centimètres.

Les recherches récentes confirment en partie la loi de Quetelet, qui est vraie seulement jusqu'à la poussée pubertaire qui atteint 6 à 7 cent. P. Godin a bien décrit le rythme de l'accroissement de la taille. Il faut neuf mois au fœtus pour atteindre la taille de 50 cent., cinq années lui sont ensuite nécessaires pour doubler cette taille, dix nouvelles années pour la tripler, et enfin cinq années pour parvenir à la stature définitive.

2° *Poids*. — Les poids augmentent progressivement et d'une façon continue avec l'âge, mais l'accroissement annuel n'est ni identique, ni régulier. D'après Quetelet, « l'enfant met six ans à doubler le poids moyen qu'il possède à l'âge de un an, et plus de treize ans à quadrupler ce même poids. » Son poids à seize ans est à peu près cinq fois le poids moyen du terme de la première année de la vie et la moitié du poids maximum correspondant au développement complet. L'accroissement maximum annuel de poids se trouve entre 12 et 16 ans, au moment de la puberté, période de grande activité de la croissance. Les travaux récents de Variot et Camerer tiennent compte du sexe. Le poids des garçons serait supérieur à celui des filles à la naissance, puis il lui devient inférieur à partir de la huitième année pour reprendre sa supériorité après 15 ans (Variot et Chaumet).

Suivant Camerer, il y a deux grandes périodes d'augmentation du poids : l'une, pendant la première année pour les deux sexes ; la seconde, de 15 à 18 ans chez les garçons et de 13 à 16 ans chez les filles. Cette seconde période paraît être plus précoce en France qu'en Allemagne.

3° Parmi les facteurs à considérer dans l'étude de la croissance, la taille est en rapport beaucoup plus constant et étroit avec le poids que l'âge. Il existe, entre la taille et le poids pour un même âge, une proportionnalité directe qui détermine les limites d'accroissement de ces deux dimensions.

Ce rapport du poids à la taille varie en raison inverse de l'âge comme le montrent les graphiques.

4° *Périmètres.* — L'accroissement périmétrique serait parallèle à la taille jusque vers 30 ans (Dally), le périmètre thoracique reste néanmoins inférieur à la demi-taille jusque vers 20 ans (Truc). Cruchet et Sérégé représentent, par un graphique, la moyenne annuelle de cet accroissement. Vers la même période d'accélération de la croissance en hauteur entre 12 et 16 ans, l'accroissement du Pér. Th. est plus marqué.

En général, on constate une inégalité dans les périmètres de chaque hémithorax, qui se retrouve dans les hémisections correspondantes. C'est, le plus souvent, l'hémithorax droit qui prédomine, cette différence se limite à 3 cent. (Ducournau).

Chez les enfants, les auteurs s'accordent pour prendre soit le périmètre axillaire, soit le périmètre sterno-xyphoïdien. Ce dernier a été adopté par la commission internationale pour l'unification des mesures anthropométriques (Genève 1912).

La mesure de l'ampliation apporte une notion intéressante chez l'enfant, au point de vue du fonctionnement respiratoire, puisqu'il est impossible en pratique d'utiliser le spiromètre au-dessous de huit ans.

5° *Diamètres.* — Leur accroissement est relativement faible avec l'âge, il serait pour la période de 6 à 16 ans, de 3 cent. 8, pour le Diam. A. P. et de 6 cent. pour le Diam. Transverse (Ducournau). Chez le nourisson la prédominance du Diam. Transv. sur l'A. P. donne au thorax une forme aplatie dans le sens sagittal et ellipsoïdale.

Dans la seconde enfance, le thorax possède dans le sens sagittal une longueur d'1 millimètre par cent. de taille.

Le diamètre A. P. présente des rapports constants avec la hauteur sternale et celle du thorax, qui sont respectivement d'une valeur de 1, 2 et 5, 9. Ducournau établit encore l'existence d'un rapport analogue entre le Diam. Transv. et la taille qui égale en moyenne 0,162. L'utilité pratique de ces rapports est considérable, ils indiquent à chaque instant si le thorax d'un enfant présente la forme normale qui correspond à son âge.

6° *L'Indice thoracique* variable suivant l'âge et la race. A tout âge correspondrait une valeur moyenne constante de l'indice, il augmenterait jusqu'à l'âge adulte pour décroître dans la vieillesse. Ducournau démontre qu'il n'y a aucun parallélisme entre les augmentations de taille et l'indice ; le rapport admis par Fourmentin entre ces deux éléments n'est pas exact pour la croissance.

La grande envergure subit des modifications intéressantes au cours de la croissance, elle reste toutefois inférieure à la taille jusqu'à 10 ans. *Le diamètre bi-acromial*, mesuré au compas glissière, renseigne également sur le développement thoracique de l'enfant.

7° *Surface cutanée.* — S. C. est un élément important dans le développement du sujet en raison de son rôle manifeste d'excrétion dans les échanges organiques. Des expériences de Ch. Richet, il résulte que la quantité de chaleur dégagée par un animal est proportionnelle à l'étendue de sa surface cutanée. « Or, si l'enfant fabrique facilement du calorique, il en perd non moins facilement, la surface d'évaporation et de rayonnement représentée par les téguments étant relativement très grande chez l'enfant par rapport à l'adulte (Ed. Weill).

Lassablière déduit, de l'évaluation de la S. C., des conclusions importantes au point de vue des quantités de lait nécessaires au nourrisson. L'enfant de 2 à 12 mois aurait besoin de 26 gr. de lait par cm² de surface cutanée, pour sa ration d'entretien et sa ration de croissance.

La S. C. du nouveau-né est de 2300 cm², elle atteint 4550 cm² à un an.

Sappey donne pour l'adulte les chiffres suivants : 15000 cm² pour l'homme et 11500 cm² pour la femme.

8° *Section Thoracique.* — Nous avons étudié les variations de la S. Th. au cours de la croissance à propos des coefficients de Maurel. Nous ne reviendrons pas sur ce sujet, pas plus que sur la spirométrie que nous avons longuement étudiée.

9° *Capacité Vitale*. — La C. V. s'accroît avec l'âge, de même qu'avec la taille et le poids, comme en témoignent les coefficients de Spehl.

L'évaluation de la *capacité vitale* est pratiquée chez l'enfant, à partir de 8 ans, par beaucoup d'obserteurs ; elle nécessite une technique rigoureuse. Plusieurs pédiâtres comme Dufestel et Binet s'accordent pour reconnaître, d'après l'expérience, que c'est la meilleure donnée que nous ayons sur la force de résistance des jeunes sujets. On peut vérifier que la spirométrie donne les résultats concordant le mieux avec l'ensemble des forces physiques (Binet).

10° La mensuration de la *force musculaire*, au dynamomètre ou avec le *sthénomètre* de Bloch doit constituer une épreuve de fond, l'enfant exécutant plusieurs pressions successives en série.

Ces deux dernières mensurations, celle de C. V. et de la force musculaire, comportent du fait de leur nature physiologique des causes d'erreur, suivant l'éducation, l'habileté ou la volonté du sujet. Aussi la nécessité de répéter les épreuves suivant une technique rigoureuse, est-elle la condition indispensable de la valeur de ces méthodes et de leurs résultats.

CHAPITRE VI

La Robustesse de l'enfant et du soldat

Nous entendons par *robustesse* (1), la résistance
physique d'un individu dans le sens général de ce
terme, comme dans son sens précis de résistance
vis-à-vis des maladies et essentiellement la tuberculose. L'éducation physique et la gymnastique
respiratoire qui concourrent à augmenter la valeur
physique, doivent être elles-mêmes parfaitement
nuancées et dosées suivant l'âge et la résistance des
sujets.

Nous avons longuement étudié, à propos de la croissance et des critères du développement physiologique,
la robustesse de l'enfant. Nous avons vu également
l'intérêt des coefficients de robusticité utilisés dans
l'armée. Sans doute il peut paraître présomptueux
de vouloir réduire en quelques formules et apprécier
par des chiffres, les éléments biologiques complexes
qui constituent la robustesse ou vitalité d'un sujet.

(1) Néologisme attribué à Th. Gautier, *in Capitaine
Fracasse*, I.

L'évaluation du *fonctionnement respiratoire* qui nous permet de juger de l'état de l'hématose, est un des éléments les plus importants d'appréciation de cette valeur physique, l'hématose représentant le principal moyen de la défense antitoxique et anti-infectieuse de l'organisme.

L'état de la nutrition est également un des principaux éléments d'appréciation de la robustesse d'un individu, particulièrement chez l'enfant. On s'est beaucoup occupé, jusqu'à maintenant, de déterminer les rations alimentaires nécessaires suivant l'âge et le travail physiologique, en se basant sur la valeur énergétique des aliments, en rapport avec les dépenses de l'organisme exprimées en calories.

Les découvertes récentes des *vitamines*, ou *déterminants de croissance*, ont montré qu'il fallait tenir compte de l'élément *qualité* et non uniquement de la *quantité* des aliments.

Pour distribuer avec une scientifique équité des rations supplémentaires aux enfants d'Europe centrale éprouvés par la guerre, les grandes Commissions de Secours avaient besoin de critères d'évaluation rapide de l'état de la nutrition.

Les tables de croissance et de nutrition, dont nous avons déjà dit plus haut l'intérêt, apportent des résultats qui ne sont valables que pour un pays et une race déterminée.

Les importants travaux américains de Wood et W. P. Emerson (1918) et ceux d'auteurs de langue allemande comme Rübner et surtout le viennois Von Pirquet, sont à la base des recherches actuelles sur les coefficients de nutrition.

Quelqu'unes de ces formules qui de prime abord, surprennent par leur simplicité et leur caractère mathématique, ont donné d'excellents résultats aux mains des médecins américains des grandes missions de secours.

La formule de Rohrer, classique en Allemagne, fut utilisée par les américains lors du ravitaillement des enfants à Dantzig, elle serait moins précise que le système *Pelidisi*, de Von Pirquet dont nous verrons plus loin les résultats.

CHAPITRE VII

La Tuberculose

1°) Y A-T-IL UN TERRAIN TUBERCULEUX GÉNÉRAL ?

Bien que le concept de la *graine* semble primer à ce jour celui du *terrain*, la notion de terrain tuberculeux a été classique de tout temps. L'importance du rôle considérable du terrain dans la pathogénie de la tuberculose a été démontré par les travaux de Landouzy et de ses élèves.

La tuberculose de l'adulte, qu'il s'agisse ou non de réveil d'une première atteinte dans l'enfance, trouve son explication dans l'intervention de circonstances occasionnelles capables de favoriser en même temps la contagion et la défaillance du terrain et dans certaines prédispositions humorales.

Ces dernières sont de deux ordres : les unes relèvent d'une imprégnation antérieure du terrain par le bacille de Koch, qui met l'organisme en état d'*allergie* ; les autres consistent dans une aptitude bio-chimique particulière à favoriser la germination bacillaire (rôle de la déminéralisation et de la décalcification de l'organisme). Ces différentes prédispositions humorales sont surtout acquises, mais peuvent être aussi héréditaires.

Les classiques décrivent sous le nom de signes de prétuberculose les signes tirés du facies, de l'habitus et de l'aspect extérieur des sujets. On sait aujourd'hui qu'il s'agit de tuberculose latente ou atténuée, ou mieux de *tuberculose prépulmonaire* plus tôt que de prétuberculose.

Les Anciens, et Aretée surtout, ont décrit avec soin la constitution spéciale des *candidats* à la tuberculose.

Cette constitution se reconnaît à la blancheur éclatante de la peau, à la rougeur vive des pommettes, à la longueur et à la gracilité du cou (cou de cygne), à l'étroitesse de la poitrine d'où suit la saillie des omoplates en forme d'ailes, à la longueur et à la gracilité des os des membres et du tronc, à la rapidité de la croissance, à l'amaigrissement général, à la transparence de la peau dont le réseau veineux est très marqué, à l'enfoncement des yeux entourés d'un cercle bleuâtre, à la douceur et à la langueur du regard ; à la longueur des poils et surtout des cils, à la beauté des dents qui se carient facilement.

Ces sujets présentent une sorte de beauté morbide que les anciens traduisaient par ces mots « *Tabidorum facies amabilis* » et qui les rend éminemment sympathiques. La sobriété et la délicatesse de leurs mouvements en font des raffinés et leur donnent une certaine distinction.

Le sujet n'est pas toujours amaigri, il présente parfois un certain degré d'embonpoint graisseux et lymphatique, c'est l'infantilisme ou le juvénilisme décrits plus tard par Lorain et Faneau de la Cour.

Landouzy a étudié le terrain humain tuberculeux qu'il appelle « terrain vénitien » ; d'après lui, les sujets roux dans les milieux parisiens seraient prédisposés à la phtisie. Les recherches de Beddoe d'Edimburg ont montré qu'en Ecosse le terrain vénitien n'a pas de signification. Delpeuch a distingué depuis l'érythrisme généralisé et l'érythrisme partiel. Ce dernier symptôme aurait seul une signification, il indiquerait une anomalie de développement et, par suite, une prédisposition à la bacillose, opinion confirmée par Marfan.

L'école de Sergent admet aujourd'hui, en s'appuyant sur de nombreuses observations et expériences, la possibilité de l'hérédo-contagion, et l'hérédo-prédisposition, c'est-à-dire également l'hérédité de graine et l'hérédité de terrain.

La description ancienne et classique du phtisique ne doit pas être considérée aujourd'hui comme un tableau véritable des prédispositions à la maladie, mais plutôt comme une manifestation évidente d'une bacillose ancienne (Bonney, de Denver). D'après les statistiques américaines du *Henry Phipps Institute*, l'apparence générale de 726 tuberculeux était bonne dans 45 % des cas. De même, sur un total de plus de 2.000 sujets observés pendant trois ans, l'habitus resta excellent dans 46 % des cas.

L'apparence, le faciès, la « mine » sont donc des

termes trompeurs : ce n'est pas sur de pareils éléments qu'on peut scientifiquement s'appuyer pour poser le diagnostic de terrain tuberculeux ou de tuberculose prépulmonaire.

Peut-on compter davantage sur des chiffres précis ?

2° Y A-T-IL UNE PRÉDISPOSITION THORACIQUE ?

La notion de thorax tuberculeux est aussi ancienne que les descriptions de la constitution du phtisique. Le thorax tuberculeux, ainsi appelé en raison de la fréquence de son association avec la tuberculose pulmonaire est-il primitif, antérieur à la maladie, ou bien secondaire, consécutif aux lésions ?

Laennec avait déjà posé la question sans la résoudre ; ce problème a préoccupé depuis tous les auteurs qui s'occupèrent de phtisiologie, jusqu'au jour où la découverte de Koch fit reléguer ces recherches pour les examens bactériologiques.

3° CETTE PRÉDISPOSITION THORACIQUE PEUT ÊTRE ANATOMIQUE, CINÉTIQUE OU FONCTIONNELLE.

a) *Au point de vue anatomique.*

Les anthropologistes divisent aujourd'hui les types humains normaux avec Regnault en longiformes, latiformes et crassiformes suivant la prédominance des diamètres en longueur, largeur et épaisseur. Ce sont des races d'hommes différentes ; les *latiformes* sont des sujets à large poitrine, musclés, vigoureux, tandis que les *longiformes* ont un thorax étroit et allongé. Ce dernier type, très fréquent parmi les travailleurs intellectuels, posséderait une capacité respiratoire égale à celle du type précédent (grâce à des poumons plus courts, mais relativement plus allongés). Ainsi la longueur et l'étroitesse du thorax n'est pas forcément un stigmate de tuberculose.

Ces réserves faites, les conclusions de Fournet (1839) gardent une partie de leur valeur « un individu à thorax bien développé, bien que pouvant à la rigueur devenir tuberculeux, a les plus grandes chances d'échapper à la maladie, au contraire, l'individu à thorax uniformément étroit le deviendra presque fatalement ».

Les classiques ont beaucoup étudié le thorax tuberculeux. Truc, élève de Charpy, décrit deux formes principales de thorax phtisique. La plus fréquente présente un type conoïde aplati à base supérieure ; la deuxième offre un type ellipsoïde arrondi en forme de baril aplati. Plus rare, ce dernier type serait plus caractéristique. Entre les deux formes existent naturellement des intermédiaires.

Reboul, en 1887, ajoute aux précédents un troisième type de thorax tuberculeux : le type cylindrique. Légèrement rétréci sur les côtés et un peu à la partie inférieure, ce type serait intermédiaire aux deux autres au double point de vue de la forme et de la fréquence.

Le *malingre anatomique* de Rosenthal à périmètre insuffisant (c'est-à-dire inférieur à la demi-taille + 2 cm.), mais à ampliation thoracique normale est moins prédisposé à la tuberculose que le *malingre fonctionnel* dont le périmètre est normal, mais l'ampliation insuffisante (inf. à 6 cm).

A côté du rétrécissement thoracique primitif qui constitue une prédisposition à la tuberculose, il y a un rétrécissement secondaire du fait de la maladie, variable suivant l'intensité de la réaction fibreuse.

La méthode de Maurel a permis d'étudier les variations de la section thoracique au cours de la tuberculose. On constate une augmentation, spontanée de celle-ci, coïncidant avec l'amélioration des signes fonctionnels et généraux. Ces augmentations de la S. Th. viennent compenser les inconvénients de la sclérose curative qui rétrécit le champ de l'hématose, et seraient un moyen de défense de l'organisme luttant contre le processus morbide.

Dans le cas de tuberculose fibro-caséeuse bilatérale, le rétrécissement de la S. Th. serait plus marqué du côté le plus atteint (Joffres).

L'examen radiologique précise les déformations thoraciques diverses, scoliose, asymétries, voussures ; dépressions déjà appréciées par la simple inspection. Il révèlera très nettement un thorax pathologique, en sablier, en corselet, étranglé circulairement à l'union de son tiers inférieur et de son tiers moyen.

Il est incontestable que les malformations anatomiques du squelette thoracique qui relèvent d'un développement anormal s'accompagnent également d'anomalies du développement de l'appareil pulmonaire et constituent de ce fait une prédisposition.

L'idée de considérer les malformations thoraciques comme une cause et non plus seulement comme l'effet de la tuberculose remonte aux travaux de W.-A. Freund (1859).

L'élément essentiel du thorax des tuberculeux est un rétrécissement de son orifice supérieur dû à une malformation primitive du premier cartilage costal raccourci et ossifié d'une façon précoce. Pour Sato (1913), il s'agirait d'une anomalie de développement de l'articulation costo-vertébrale de la première côte.

Quoi qu'il en soit, la sténose et la rigidité du premier arc costal s'opposant à l'expansion inspiratoire du sommet entraînent une insuffisance de la ventilation et par suite de la circulation sanguine et lymphatique qui favorisent la tuberculisation. En se basant, d'autre part, sur des faits de guérison des lésions tuberculeuses à la suite d'une pseudarthrose au niveau du premier cartilage costal, Freund et ses élèves en tirent des indications thérapeutiques : chondrotomie ou mieux chondrectomie.

Baemeister a réalisé le premier sur des lapins la localisation élective de la tuberculose aux sommets et établi d'une manière indiscutable les relations qui peuvent exister entre le rétrécissement de l'orifice supérieur du thorax et la tuberculose.

Bien que les faits anatomiques et expérimentaux semblent justifier en théorie l'utilité de l'opération de Freund, celle-ci est peu en faveur auprès des chirurgiens, ses indications sont du reste exceptionnelles. Elle ne s'adresse, en effet, qu'aux formes incipientes, peu étendues, strictement localisées aux sommets. Le succès de l'intervention n'est pas une preuve, puisqu'à cette époque le simple traitement médical assure le plus souvent la guérison, et qu'une gymnastique respiratoire bien conduite donne des résultats excellents.

b) *Au point de vue cinétique.*

L'insuffisance respiratoire constitue une prédisposition à la tuberculose. On admet aujourd'hui que c'est la principale cause de la tuberculisation des poumons : nous dirons, sans exagération, un élément important.

Rosenthal décrit sous le nom de malingre fonctionnel, les sujets à ampliation thoracique insuffisante. Hirtz avait bien montré la valeur de cette amplitude qu'il nomma *indice respiratoire.*

La spirométrie par la mesure de la *capacité vitale*, permet d'apprécier d'une façon précise la fonction respiratoire d'un sujet. Les sujets à capacité vitale faible offrent une réceptivité toute particulière pour la tuberculose.

On admet un rapport de cause à effet entre l'inertie relative des sommets pulmonaires et l'affinité plus grande du bacille de Koch pour cette région. On peut poser en principe avec Sabourin que la moitié des tuberculeux ne savent pas respirer, et que ce défaut a dû certainement jouer un rôle dans la pathogénie de leur maladie.

Grancher admettait, en effet, comme principales causes prédisposantes, à côté des malformations thoraciques, le défaut d'aération ou de circulation du poumon.

La circulation pulmonaire se trouve sous l'influence directe des mouvements du poumon ; toutes les causes capables d'enrayer le déplissement total ou partiel du poumon rétrécissent le champ de l'hématose et amoindrissent la nutrition générale. C'est au niveau des points où la défense organique est la plus faible et ces conditions se réalisent plus facilement aux sommets, que l'élément pathogène se fixe le plus aisément.

c) *Au point de vue fonctionnel.*

A côté de la prédisposition résultant de l'insuffisance de la fonction respiratoire, il existe une prédisposition fonctionnelle ou organique, résultant de l'affaiblissement de la résistance naturelle de l'organisme ou du terrain.

L'appréciation de l'état de la nutrition qui est comparé avec l'état de la fonction respiratoire, peut apporter quelques précisions intéressantes pour le diagnostic, mais surtout permet d'établir sur des données précises un pronostic de l'affection, de suivre l'évolution clinique des malades.

d) *Par rapport aux indices de robusticité.*

Ces indices, que l'on utilise celui de Pignet plus ou moins modifié ou les indices récents de Méo ou de Ruffier, donnent des renseignements qui, pour n'être pas physiologiques, ont pourtant une certaine valeur. Ils sont très suffisants pour permettre d'apprécier la déchéance du terrain.

L'indice de corpulence de Bouchard, l'indice de nutrition de Von Pirquet, révélera également la déficience de cette fonction et la rupture de l'équilibre chimique et énergétique normal entre les oxydations et les combustions.

4° EST-CE UN ÉLÉMENT DE PRONOSTIC.

Sergent a insisté sur le rôle du terrain dans le pronostic de la tuberculose. Les conditions de gravité et de curabilité forment la base du pronostic de la tuberculose dans chaque cas particulier. Elles devront être surtout appréciées :

a) Par la recherche des indices qui peuvent renseigner, d'une part sur le degré de sensibilisation ou d'immunité relative du sujet vis-à-vis du bacille de Koch.

b) Et d'autre part sur le degré de résistance du terrain.

Toutes les causes qui peuvent diminuer la résistance de l'organisme, telles que l'âge, l'hygiène générale et l'hygiène alimentaire insuffisantes, les conditions pathologiques créés par certaines maladies intercurrentes favorisent la déchéance du terrain.

Y a-t-il un rapport avec le type évolutif.

La prédisposition thoracique, qu'elle soit anatomique, cinétique ou fonctionnelle, peut elle apporter des éléments d'appréciation pronostique ?

La détermination de la valeur du fonctionnement respiratoire présente déjà un intérêt diagnostique quand il s'agit d'apprécier la valeur fonctionnelle d'un sujet, la capacité pulmonaire étant un des éléments les plus importants de la résistance physique générale ou de la robustesse d'un individu. Mise en parallèle avec les résultats de l'examen stethacoustique et radiologique, elle aide beaucoup à distinguer les tuberculeux prépulmonaires ou incipients, des « faux tuberculeux » qu'en l'absence de lésion avérée et de la « preuve du bacille » on étiquette du nom de « suspects ».

L'interprétation de l'état d'activité ou de non activité d'une lésion nettement constatée s'établit par la valeur des signes fonctionnels et généraux observés. Les courbes de poids et de température, le fléchissement de la tension artérielle, le changement de signe de la cuti-réaction qui de $+$ devient $-$ sont les principaux éléments d'appréciation de l'évolutivité d'une tuberculose.

1° RECHERCHES.

Nos recherches cliniques ont porté essentiellement sur les tuberculeux du service de M. Cordier, à Longchêne, installé dans un hôpital sanitaire du type anglais, composé de baraquements et galeries de cure.

Outre l'intérêt considérable de rechercher la valeur des différentes méthodes que nous avons exposées et qui peuvent nous guider au point de vue diagnostique et surtout pronostique de la prédisposition ou de l'évolution d'une tuberculose confirmée, nous avions la possibilité d'effectuer sur nos malades toute une série de mensurations et d'expériences assez longues par elles-mêmes et de plus de pouvoir les répéter au bout d'un certain temps au cours du long séjour à l'hôpital sanatorium.

Mais il était indispensable d'abord que nous fassions l'application de ces méthodes à des individus normaux, ou sains, exempts de toute affection pulmonaire afin d'avoir ainsi des termes de comparaison.

C'était également le moyen de justifier la valeur de méthodes et de coefficients qui, pour la plupart, n'ont été appliqués qu'à des sujets bien portants dans le but d'évaluer soit leur robusticité, soit leur fonction respiratoire.

Après avoir établi d'une façon précise la technique et la valeur de ces différentes méthodes de mensuration chez l'individu normal pris comme sujet témoin, nous les avons employées systématiquement et dans les mêmes conditions d'expérience sur nos tuberculeux.

Le matériel nécessaire à ces recherches se compose *d'instruments simples* destinés aux mensurations anthropométriques (ruban métrique, toise, bascule), stéthographe de Maurel, compas d'épaisseur spécial ou stéthomètre, *et d'appareils* comprenant un spiromètre de précision (comme celui de Verdin), un manomètre à mercure spécial pour la pneumatométrie, une installation radiologique permettant l'orthoradioscopie pour l'évaluation de l'aire pulmonaire.

Nos recherches ont été faites avec une complète indépendance d'esprit et systématiquement en séries sur nos malades ; pour l'évaluation de la capacité vitale et la mesure des forces inspiratoires et expiratoires, nous avons répété les expériences.

Nous avons procédé à ces recherches en prenant nos malades au hasard sans connaître le diagnostic clinique. Nous avons eu ainsi des malades très divers à tous égards, offrant les modalités lésionnelles les plus variées, toutes les formes cliniques se trouvent représentées depuis les formes incipientes de tuberculose prépulmonaire ou de tuberculose abortive jusqu'aux bacilloses fibro-caséeuses ulcéreuses.

Les tableaux suivants renferment la plupart des mensurations que nous avons pratiquées pour chaque sujet avec les différents coefficients établis par le calcul.

Pour apprécier les résultats fournis par ces diverses méthodes, nous avons comparé ensuite les données expérimentales avec le pronostic clinique évalué à l'aide des moyens d'appréciation habituels.

Nous avons pour chaque malade formulé le pronostic clinique indépendamment de la donnée expérimentale selon une graduation allant de 1 à 5, soit :

I Pronostic Très bon.

II — Bon.

III — Passable ou médiocre, douteux.

IV — Mauvais.

V — Très mauvais, fatal.

2° Résultats

a) Les mensurations simples pratiquées isolément sont absolument insuffisantes pour nous renseigner

d'une façon précise sur l'état du sujet, ou pour four-
nir des éléments d'appréciation sur la marche et le
pronostic d'une tuberculose pulmonaire.

Il faut tenir compte en effet *a) des variations thoraciques individuelles* qui peuvent être absolument
physiologiques. On sait aujourd'hui que les types
humains sont classés par les anthropologistes en
latiformes et en longiformes. Les thorax allongés et
relativement étroits de ces derniers peuvent être
considérés comme aussi normaux que les thorax
courts et larges des latiformes.

Parmi les individus normaux, 25 % des sujets
seulement possèdent un thorax parfaitement symétrique (Bonney).

b) En second lieu, *les modifications pathologiques*
viennent présenter de nombreuses causes d'erreur.
Il est souvent très difficile de faire la part de celles
qui ressortissent à la tuberculose et de ce qui est
imputable au rachitisme.

Ainsi les mensurations des *périmètres* ou *diamètres
thoraciques, de la hauteur sternale*, de même que
l'indice thoracique ou la *section* renseignent sur la
morphologie thoracique, mais nous avons vu qu'on
ne saurait préjuger beaucoup des renseignements
ainsi obtenus.

L'ampliation thoracique dont la moyenne est de
6 cent. chez les sujets normaux (hommes adultes) est
très abaissée chez nos malades, où elle n'est que de
2 cent. en moyenne.

Une ampliation insuffisante peut être une indication de la gymnastique respiratoire ; on aboutit rapidement à des résultats excellents.

La pneumatométrie ou mesure des forces inspiratoires et expiratoires, dont la technique est délicate, nous a donné chez nos tuberculeux des résultats peu probants. Les malades les plus touchés ont des chiffres moins élevés en général, que les sujets robustes, comme en témoignent nos tableaux. La force expiratoire surtout est de faible valeur, ce qui s'explique aisément par l'élasticité pulmonaire mal soutenue du tuberculeux et leur plus grande fréquence respiratoire (dyspnée).

Indice Thoracique. — Nous n'attachons aucune importance à l'évaluation de l'indice thoracique; l'augmentation de l'indice n'est nullement une présomption en faveur de la tuberculose, comme le voulaient les anciens. Nous confirmons entièrement les conclusions de Joffres sur ce point; sur 39 sujets tuberculeux du sexe féminin, nous n'avons trouvé que 4 fois un indice supérieur à 160, par contre sur 13 hommes normaux, nous avons deux fois un indice supérieur à 160.

Section thoracique. — Nous conclurons, au sujet de la valeur de la méthode de Maurel que nous avons utilisée pour relever une cinquantaine de tracés de section thoracique, sur la nécessité d'employer une technique rigoureusement précisée. Avec un aide expérimenté, on peut, en pratiquant ces examens en série, prendre la S. Th. d'un sujet sur le papier et l'évaluer par le calcul en moins d'une demi-heure. On obtient ainsi des résultats valables, comparables surtout chez des sujets de même sexe, d'âge et de vie sociale à peu près analogues. L'insuffisance de la section thoracique peut poser l'indication de la gymnastique respiratoire.

L'intérêt de la méthode de Maurel s'accroit par l'établissement des différents rapports ou coefficients préconisés, mais nous croyons cependant qu'il serait excessif de lui accorder une importance trop considérable, et de l'utiliser seule pour apprécier la valeur fonctionnelle de la capacité respiratoire des sujets.

La *spirométrie*, et essentiellement la recherche de la capacité vitale, fait connaître directement la quantité maximum d'air qui peut pénétrer dans les poumons et en sortir par le mécanisme de la respiration physiologique. Les résultats sont concrets et précis, les mensurations pratiquées par des observateurs différents sont comparables entre elles, l'examen se fait très rapidement, le sujet en expérience ne doit pas se dévêtir.

En utilisant un appareil précis et une technique rigoureuse, en répétant les expériences, on obtient des chiffres présentant un intérêt d'autant plus grand qu'on les rapporte à d'autres facteurs d'appréciation du sujet.

Nous arrivons ainsi aux *coefficients* qui permettent d'interpréter les résultats fournis par différentes méthodes d'évaluation.

1° *Au point de vue du fonctionnement pulmonaire,* nous avons calculé le coefficient de Spehl $\dfrac{C\,V \times P}{T}$

qui consiste à rapporter la capacité vitale aux facteurs du développement statural et pondéral.

Nous nous sommes demandés s'il y aurait intérêt à faire intervenir la section thoracique (facteur de la statique thoracique) dans la formule de Spehl, à côté de la capacité vitale (facteur physiologique du fonctionnement respiratoire). Cette modification est inutile ; en effet, nous avons établi la presque constance de la relation $\dfrac{C\,V}{S.\,Th.}$ de la capacité vitale à la section thoracique. Cette relation évolue parallèlement au coefficient de Spehl.

Nous avons cherché ensuite à faire entrer dans la formule l'élément tensionnel, mais ne pouvons encore proposer de formule définitive. MM. Cordier et Delore poursuivent des recherches à ce sujet. Les formes de tuberculose à tendance essentiellement fibreuse et sclérosante, présentent de ce fait même une diminution de la capacité vitale. Nous avons remarqué chez plusieurs malades, porteurs de formes cliniques de ce genre, que l'hypothématose, résultant de cette capacité respiratoire réduite, semble compensée par l'hypertension artérielle. Cette hypertension, en dehors de toute cause pathologique connue (cardiopathie, brightisme) est d'autant plus remarquable que la tuberculose est, par excellence, une affection hypotensive.

2° *Au point de vue de la robustesse* ou résistance générale, les coefficients de robusticité destinés à des sujets en principe bien portants présentent peu d'intérêt chez des malades, du fait même qu'ils ne renferment pas des éléments d'appréciation physiologiques.

Le coefficient de Spehl de l'enfant ou, par suite de l'impossibilité de mesurer la capacité vitale, on remplace la C V (mesure physiologique) par le périmètre thoracique, suivant la formule $\dfrac{\text{P. Th.} \times \text{P}}{\text{T}}$ n'a pas plus de valeur que l'indice de Pignet modifié, qui groupe différemment les mêmes éléments.

Le coefficient de nutrition, appelé *Pelidisi*, par Von Pirquet, présente, d'après nos recherches, un réel intérêt chez l'enfant, en permettant d'apprécier l'état de la nutrition, facteur si important de la croissance ou du développement général du sujet. On apprécie ainsi l'état de sous-nutrition ou de surnutrition de l'enfant qui peut être modifié par une diététique convenable. Ces deux états sont aussi défavorables l'un que l'autre au développement normal du sujet. On sait le rôle considérable de l'auto-intoxication résultant de la surcharge alimentaire dans la pathogénie du *rachitisme*. Un indice de nutrition trop élevé permet de diagnostiquer un état d'hyper-nutrition chez un nourrisson de belle apparence, avant l'apparition des premiers signes de rachitisme.

Nous avons appliqué ce coefficient à l'étude de l'état de nutrition de l'adulte, et sommes arrivés aux résultats suivants, comme un coup d'œil jeté sur nos tableaux permet de s'en rendre compte.

Chez les sujets normaux, hommes adultes, l'indice de nutrition est supérieur à 100, il est de 106 en moyenne. Il est intéressant de constater que chez des obèses, comme les sujets des observations n° 43, 46 et 48, où le rapport du poids à la taille révèle déjà un excès de} nutrition, on obtient des indices très élevés permettant d'évaluer numériquement le degré d'obésité.

Chez des sujets tuberculeux pulmonaires du sexe féminin, la moyenne de 44 indices de nutrition est de 94 ; sept seulement ont un indice égal à 100 ou supérieur.

L'indice de nutrition évolue d'une façon sensiblement parallèle au coefficient de Spehl. Les sujets sont en général d'autant plus malades que leur indice de nutrition est plus faible. Il est certain que ces deux facteurs retentissent mutuellement l'un sur l'autre, et que le facteur « *maladie* » conditionne le facteur « *état de nutrition* ». L'état de nutrition nous permet d'apprécier la résistance du terrain ou robustesse du sujet, dont il constitue un des éléments importants et à ce titre, peut apporter des renseignements d'une valeur diagnostique et pronostique considérable.

Est-ce un élément qui permette de juger du type évolutif ?

Les différents résultats fournis par nos recherches et principalement les coefficients qui réunissent divers éléments d'appréciation en les mettant en valeur, permettent-ils de juger du type évolutif d'une tuberculose?

On ne pourra manquer de nous faire l'objection

suivante que nous nous sommes adressée à nous-mêmes : Il paraît logique d'obtenir des coefficients concordant parfaitement avec le diagnostic des formes cliniques et de trouver, en effet, de bons coefficients chez les malades, au moment où elles sont peu touchées et de mauvais éléments, chez les malades dans un état grave.

Or, de nombreux cas nous montrent le contraire.

Souvent nous nous sommes trouvés en présence des faits suivants, qui semblaient de prime abord peu en faveur de nos méthodes, alors qu'ils en montrent toute la valeur.

a) Des malades qui, au point de vue clinique, semblaient être dans un état très grave et devoir évoluer rapidement, possédaient de bons coefficients.

L'examen régulièrement poursuivi de ces malades nous montra, au bout d'un ou deux septénaires, une grande amélioration au point de vue lésionnel, et finalement on vit que ces malades *tournaient* bien.

b) D'autres cas ont présenté les faits d'une façon inverse. Il s'agit de malades qui semblaient touchées de façon bénigne, présentant des formes florides chez lesquelles on s'étonnait de trouver des chiffres mauvais et déconcertants. En l'espace d'un à deux mois on assista à une déchéance très rapide, à des généralisations massives. Ces malades tournent mal.

L'observation n° 34 est typique. Elle concerne une jeune fille de 17 ans présentant une forme fibro-caséeuse unilatérale ulcéreuse, d'apparence floride, sans signes généraux. Les mensurations nous donnèrent des chiffres très insuffisants :

La section thoracique (365 cm 2), le rapport du poids à la taille (— 16 kilog. 5), l'ampliation respiratoire (2 cm.), la C. V. (1200 cc.), sont très faibles, tout en tenant compte de l'âge du sujet.

Les coefficients sont très mauvais et parmi les plus faibles que nous ayons trouvé sur nos 40 malades. Le coefficient de Spehl est de 351 (au lieu de 800). Les rapports $\dfrac{C\,V}{T}$ et $\dfrac{C\,V}{P}$ sont respectivement de 7 et 25 (au lieu de 15 et 40).

Le coefficient de nutrition est le plus faible que nous ayons obtenu : 90 au lieu de 100 et révèle une sous-nutrition très marquée.

Malgré ces coefficients extrêmement déficients, la malade paraissait floride et résistante, quoique les lésions fussent en activité, rien n'autorisait de par l'examen clinique à porter un pronostic fatal.

Nous avions soumis cette malade, avec d'autres dont la C. V. était très insuffisante, à une gymnastique respiratoire très prudente et surveillée, principalement par « siphonage » à l'aide d'un dispositif analogue au procédé de Pescher. Au bout de quinze jours d'exercices, la capacité vitale avait été augmentée de 200 cc.

Moins d'un mois après, une poussée de granulie aussi rapide qu'imprévue, venait emporter la malade.

L'observation n° 39 est relative à une forme fibrocaséeuse bilatérale ; malgré les mauvais coefficients (ils sont les plus faibles de nos tableaux), on avait porté d'abord un pronostic clinique favorable (17 nov. 1921). Dernièrement l'apparition de signes cavitaires et de signes généraux d'évolution (16 février 1922), ne laissa plus aucun doute sur une évolution rapidement fatale.

Le n° 31, forme fibro-caséeuse avec sclérose et emphysème pour laquelle on avait porté un pronostic douteux (III), offrait des coefficients très médiocres. Le Spehl était de 425 et le Pelidisi de 94 (25 novembre 1921).

Cette malade vient de succomber assez rapidement en faisant des généralisations massives, moins de trois mois après, le 17 février 1922.

Conclusions.

Il semble que nous puissions conclure :

a) *Au minimum*, les mauvais coefficients sont une indication *pronostique à longue échéance*.

b) *en allant plus loin*, les bons coefficients ou plusieurs éléments d'appréciation bons dans l'ensemble, témoignent de la résistance physique du sujet. Ils indiquent un *terrain* ou un organisme fort, en bon état de défense contre le processus morbide.

c) Etant donné que, dans une certaine mesure, on peut augmenter la valeur de ces coefficients, on doit tendre à le faire. La capacité vitale représente un des éléments importants du coefficient de Spehl, elle est susceptible d'être augmentée assez rapidement par des exercices de gymnastique respiratoire bien comprise.

Sans que ce soit une méthode thérapeutique, c'est un espoir de modifier le terrain.

L'appréciation de l'insuffisance du fonctionnement respiratoire, et de la déficience de la nutrition — qui toutes deux jouent un rôle important dans la pathogénie de la tuberculose — aide au diagnostic délicat de la *tuberculose prépulmonaire*.

Le traitement préventif des *tuberculisables* constitue un des meilleurs moyens de la prophylaxie antituberculeuse. « Il faut fortifier les terrains affaiblis et leur rendre l'immunité naturelle qu'ils ont perdue » (Spehl).

La kinésithérapie respiratoire a pour but d'assurer le bon fonctionnement de l'hématose, qui ravitaille l'organisme en oxygène, en déterminant l'ampliation progressive des poumons par une éducation véritable de la respiration. Nous ne saurions trop insister sur la nécessité de la gymnastique respiratoire chez tous les prédisposés, et spécialement les sujets convalescents de pleurésie. Par des exercices modérés et progressivement gradués, on arrivera à rompre les adhérences pleurales et à rendre aux poumons leur fonctionnement normal.

La cure d'altitude progressive réalise une gymnastique respiratoire physiologique. Les échanges respiratoires sont ainsi modifiés : au début, la fréquence respiratoire est augmentée sans qu'il y ait augmentation de l'amplitude ; ce n'est qu'au bout de la deuxième semaine, que l'on voit le nombre des inspirations restant stationnaire, leur amplitude augmenter régulièrement. « La quantité absolue d'air inspiré est notablement diminuée dans les premiers jours et tend à s'accroître dans la suite » (Vallot). L'équilibre s'établit pour assurer une hématose normale, le défaut de concentration de l'air en oxygène détermine l'accroissement du *taux globulaire*, c'est-à-dire de la surface de fixation du gaz. Ce phénomène de *viviréaction* (Amar) s'observe également chez les aviateurs ayant moins de trois mois de vol continu. Faute de cette adaptation, on constate un syndrôme d'hypohématose décrit sous le nom de « *mal des aviateurs* ».

Ce n'est pas seulement une gymnastique respiratoire médicale s'adressant aux insuffisances manifestes, qui est à instituer, mais encore une gymnastique respiratoire *pédagogique*, par une *éducation physique* bien comprise.

En définitive, nous sommes ramenés à proclamer la nécessité de la gymnastique respiratoire ; mais nous le faisons, nous semble-t-il, sinon avec des arguments neufs, du moins avec une force plus grande, basée sur des observations suivies et sur la comparaison des méthodes.

L'objection qu'on pourra nous faire est la suivante : l'affaiblissement des coefficients, la chute de la robusticité, l'abaissement de la fonction respiratoire sont des *conséquences* de l'aggravation de la tuberculose pulmonaire. Les mensurations se *modèlent* sur l'état pulmonaire, elles ne l'annoncent ni le précèdent. Sous une forme plus concrète, alors que nous pensons pouvoir dire que de bas coefficients (Spehl, Pelidisi) annoncent une tuberculose évolutive, on peut nous répondre : ces bas coefficients ne sont qu'un symptôme *satellite* de plus, mais non pas *avant coureur*.

CONCLUSIONS GÉNÉRALES

I. L'examen médical proprement dit d'un malade doit être complété par l'examen de sa résistance ou valeur physique à l'aide de mensurations anthropométriques présentant une valeur anatomique ou physiologique.

Les divers éléments d'appréciation fournis par des méthodes évaluant des fonctions différentes sont étudiés parallèlement et réunis sous forme de coefficients.

Le coefficient de Spehl et le Pelidisi permettent d'apprécier numériquement le fonctionnement respiratoire et l'état de la nutrition.

La détermination de ces coefficients est relativement simple et rapide à effectuer en clinique.

Il est capital, en effet, de suivre le développement de l'enfant, d'évaluer celui de l'adulte, d'apprécier dans quelle mesure le bon état physique leur permet à tous deux de se défendre contre la tuberculose.

II. On en retire des indications :

a) *Diagnostiques* pour distinguer parmi les suspects le « faux tuberculeux » des « tuberculeux prépulmonaires ».

b) Pronostiques pour le type évolutif, pour le terrain, dans le sens le plus *vague* de ce terme comme dans le sens *précis* de terrain thoracique.

III. On en retire des conclusions *thérapeutiques* :

a) Chez les malades confirmés.

b) Chez les prétuberculeux pulmonaires et les convalescents de pleurésie.

c) Comme moyen de défense sociale.

Nous rappellerons ici la belle œuvre du professeur Spehl, de Bruxelles, qui préconise l'organisation systématique de la lutte contre la tuberculose par des règles de prophylaxie et d'hygiène sociales, et par le traitement préventif des *candidats* à la tuberculose ou des *prétuberculeux* dépistés par ces méthodes.

La croisade pour le développement respiratoire de l'enfant et de l'adulte est donc parfaitement légitime et représente une des meilleures mesures de prophylaxie sociale de la tuberculose.

BIBLIOGRAPHIE

AMAR. — Les lois scientifiques de l'éducation respiratoire. Paris, 1920.

APERT. — La croissance. Paris, 1921.

BARJON. — Radio-diagnostic des affections pleuro-pulmonaires, 1916.

BERNARD (CL.) — Leçons sur la physiologie expérimentale appliquée à la médecine. Paris, 1855.

BERT (Paul). — Leçons sur la physiologie comparée de la respiration. Paris, 1870.

BINET. — Les idées modernes sur les enfants. Paris, 1909.
— Etude comparée de l'ampliation des deux hémithorax. (*Presse Méd.* 1919).

BOIET. — La capacité pulmonaire et les mesures spirométriques chez les tuberculeux. (*Th. de Paris*, 1905).

BOIGEY. — Préceptes et maximes d'éducation physique. Paris, 1920.

BONNEY (S.-G.) — Pulmonary tuberculosis and its complications. Philadelphie-Londres, 1910.

BRECCIA. — Hypocapacité respiratoire du sommet. (*Presse Méd.*, 9 déc. 1918).

BRU. — Etude des échanges respiratoires en physiologie et en clinique. (*Th. de Toulouse*, 1918).

CLUZET et CORDIER. — Etude radioscopique des mouvements

— 98 —

du diaphragme dans quelques maladies nerveuses. (*Congrès de Prague*, 1912).

CORDIER. — Prophylaxie et traitement des séquelles des pleurésies tuberculeuses. (*Journ. de Méd. de Lyon*, 20 mars 1920).

— Eléments de pronostic dans la tuberculose pulmonaire tirés de quelques mensurations et coefficients. (*Soc. Méd. des Hôpitaux Lyon*, 7 mars 1922).

CORDIER, DELORE et HASSLER. — Note sur quelques éléments de mensuration statique et fonctionnelle du thorax chez les sujets sains et chez les tuberculeux. (*Soc. Méd. des Hôp. Lyon*, 21 févr. 1922).

CORDIER, DELORE et HASSLER. — Note sur quelques coefficients permettant d'évaluer le fonctionnement respiratoire et la robustesse de l'individu sain et du tuberculeux. (*Soc. Méd. des Hôp. Lyon*, 21 févr, 1922.

COURMONT et ROCHAIX. — Précis d'Hygiène. Paris, 1921.

DAFFNER. — Das Wachstum des Menschen. Berlin.

DEGOUY. — Les symptômes et le diagnostic de la tuberculose pulmonaire dans sa période de début. (*Thèse de Paris*, 1918).

DELILLE et BARBARIN. — La culture de l'enfant. Paris, 1922.

DEMENY. — Les bases scientifiques de l'éducation physique. Paris, 1920.

DEMONET. — Recherches sur la capacité vitale. (*Mémoire Soc. d'Anthropologie*. Paris, 1905).

DESTOT. — Mensurations du thorax et du cœur par la radioscopie. (*Arch. d'Elect. Méd.*, 1905.

DUCOURNAU DE CARRITZ. — Etude du thorax et de la section thoracique chez l'enfant. (*Th. de Toulouse*, 1905).

DUFESTEL. — La croissance. Paris, Doin, 1920.

FERRY. — Le syndrôme « mal des aviateurs ». (*Th. de Nancy*, 1917).

FIQUET. — La spirométrie et la pneumographie appliquées à l'étude de la respiration dans les traumatismes du larynx. (*Th. de Lyon*, 1920-21).

GILLET. — Contribution à l'étude du perfectionnement physique et ses critères. (*Th. de Paris*, 1914).

GODIN. — Recherches anthropométriques sur la croissance des diverses parties du corps.

GREHANT. — Recherches physiques sur la respiration de l'homme. (*Th. de Paris*, 1869).

HALDANE. — Organism and environment as illustrated by the physiology of breathing. *New-Haven* (Connecticut), 1917.

HALLER. — Prœlutiones Acad. Tome V, p. 144.

HÉBERT. — Guide pratique d'éducation physique. Paris, 1920.

HEUCQUEVILLE (VIGNERON D'). — L'acte respiratoire. Essai sur la rééducation respiratoire. (*Th. de Paris*, 1910).
— Des diverses méthodes de rééducation respiratoire. (*L'Hôpital*, déc. 1919).

HILL et FLACK. — Journ. of Physiology, tome 40, *Cambridge*, 1910.

HIRTZ. — De l'emphysème pulmonaire chez les tuberculeux. (*Th. de Paris*, 1878).

HUTCHINSON. — *Trans. of the Med. Chir. Soc. of London*, 1846, vol. 29, p. 199 et 1848, vol. 32.

JOFFRES. — De la section thoracique et de ses variations dans la tuberculose. (*Th. de Toulouse*, 1906).

KUSS. — Pneumatométrie et pneumothérapie. (*Th. de Nancy*, 1876).

LAENNEC. — Traité de l'auscultation médiate. 1819.

LAGRANGE. — Physiologie des exercices du corps.
— La gymnastique respiratoire chez les tuberculeux. (*Tuberculose Infantile*).

LASSABLIÈRE. — Hygiène du premier âge. Paris, 1913.

LUSK et GRAHAM. — The nutrition of adolescence. New-York.

Mc COLLUM. — *Proc. Inst. of Méd. of Chicago*, vol. 3, n° 1, p. 13. 1920.

MACKIEWICZ. — *Bulletin Médical*, 1898, n° 35.

MAUREL. — Traité de l'Hypohématose. Toulouse, 1890.
— Traité de l'alimentation et de la nutrition. 1905.

Nobécourt et Schreiber. — Hygiène sociale de l'enfance. Paris, 1921.

Nobel (Edmund). — Principles of professor Pirquet's System of Nutrition. Vienne, 1920.

Pech. — Masque manométrique, nouveau procédé pour l'étude des phénomènes physiques de la respiration. (*Th. de Montpellier*, 1918).

Perret (Emm.)— Les visiteuses de l'enfance. Le « District-Nursing ». Un essai d'hygiène sociale par la Croix-Rouge américaine à Lyon. La « Fondation franco-américaine pour l'enfance à Lyon ». Th. de Lyon, 1919.

Perret (Emm.)— Sylvabelle, l'enfant au soleil. Lyon, 1922.

Pescher. — Education et entraînement de la fonction respiratoire. (*Presse Méd.* Juill. 1918.

Pirquet. — Clemens. Systèm der Ernahrung. Vienne, 1920.

Pirquet et Mayerhofer.—Lehrbuch der Volksernahrung, Vienne, 1920.

Quetelet. — Anthropométrie, 1872.

Rambault. — Etude sur la grande envergure chez l'homme. (*Th. de Lyon*, 1913.

Rohrer.—*Korrespondenzblatt der Deutsch. Gesell., f. Anthropologie*, tome 49, p. 5, 1909, Berlin.

Rohrer F. — Die regulation der Atmung. (*Schweiz Med. Wochenschr.*, p. 73. Bâle, 27 janv. 1921).

Rosenthal et Durey.—Kinésithérapie, tome III. Paris, 1912.

Rotch Morgan. — Hygienic and medical treatment of children.

Roussy. — *Semaine Méd.*, 6 septembre 1911.
— *Bull. Acad. de Médecine.* 17 janvier 1922.

Rubner (M.) — *Berlin. klin. Wochenschr.* 1919, tome 56, p. 2, Berlin.

Sergent. — Etudes cliniques sur la tuberculose. Paris, 1919.

Simonin. — Essai de stéthographie bilatérale. (*Th. de Lyon*, 1905).

Spehl. — La lutte contre la tuberculose pulmonaire. Bruxelles et Paris, 1919,

Thooris. — La classification morphologique du contingent. (*Archives Méd. Milit.*)

— Mimique et morphologie. (*Paris Méd.*, 1914).

Tissié. — L'éducation physique et la race. Paris, 1919.

Vannier. — Etude radioscopique de la fonction respiratoire (*Th. de Paris*, 1905).

Variot. — Traité d'hygiène infantile. Paris, 1910.

Weil (Albert). — Eléments de radiologie. Paris, 1920.

Weill (Ed.) — Précis de médecine infantile. Paris, 1913.

Woillez. — Traité de percussion et d'auscultation. Paris, 1879.

— Le spiroscope (*Acad. de Médecine*, 1875).

Mensurations pratiquées sur 89 tuberculeux du sexe féminin, classés d'après la valeur du coefficient de Spehl.

Morphologie thoracique

N°	Nom, âge, pronostic, diagnostic clinique	Périm. I	Périm. E	Périm. M	Hauteur sternale	Diam. Tran.	A.P.	Indice thoracique	Hémisect. Dr.	Hémisect. G.	Section thoracique
1	B. 34 ans, II, Fibro-cas. uni.	88	85	86.5	17	285	190	150	243	236	479
2	S. 18 ans, I, Fibreuse uni.	84	82	83	17	260	180	144	196	188	384
3	B. 21 ans, I, Fibreuse uni.	87	85	86	15	250	190	131	207	206	413
4	B. 44 ans, I, Symphysepleurale	88.5	86	87.5	17	260	200	130	245.5	203.5	449
5	L. 22 ans, III, Ulc. uni.	87	86	86.5	14	175	185	148	231.5	198.5	430
6	B. 38 ans, I, Fibreuse uni.	85	83	84	15	200	200	145	273	267.5	540
7	P. 23 ans, I, Tub. péritonéale.	84	82	83	16	202	187	140	214.5	232	446.5
8	D. 20 ans, I, Inf. uni. sommet.	82.5	81	81.5	17	250	185	135	202	193.5	395.5
9	D. 27 ans, II, Inf. fibr. bi.	80	86	87.5	15	280	210	133	235	245.5	480.5
10	L. 20 ans, I, Inf. uni. sommet.	88	87	87.5	16.5	250	200	125	208	220.5	428.5
11	G. 48 ans, II, Fibro-cas. uni.	87	84	85.5	15	300	200	150	271.5	252.5	524.5
12	P. 20 ans, I, Tub. intestinale.	78	76	75	16	250	180	138	178	182.5	360
13	D. 19 ans, I, Fibreuse uni.	81	78	79.5	16	248	185	132	203.5	185	398.5
14	G. 23 ans, II, Fibro-cas. uni.	87	83	85	15	260	200	130	240	213.5	453.5
15	R. 48 ans, II, Fibro-cas. uni.	76	75	75.5	15	230	185	124	186	180	366.5
16	J. 25 ans, I, Fibreuse uni.	82	83	82.5	14	270	190	142	234	211.5	445
17	D. 43 ans, III, Fibro-cas. ulc. uni.	83	81	82	16	245	175	140	180	187.5	367.5
18	B. 17 ans, II, Fibro-cas. bi.	83	81.5	82	15	260	175	148	198	195	393.5
19	B. 29 ans, I, Fibreuse bi.	78	76	77	15	230	170	131	178	181	359
20	G. 17 ans, III, Ulcéro-cas. uni.	82	80	81	15	250	190	131	210	183	393

Nutrition — Fonction respiratoire — Coefficients

N°	Taille T.	Poids P.	Kilogr. +−	Ampliation	Pneumat. I	Pneumat. E	Capacité vitale CV	$\dfrac{CV}{T}$	$\dfrac{CV}{P}$	Spehl $\dfrac{CV \times P}{T}$	Pelidisi $\dfrac{\sqrt[3]{P \times 10}}{T.A.}$
1	1.64	63.2	− 0.8	3	− 45	+ 45	2500	15	39	963	100
2	1.59	54	− 5	2	− 30	+ 35	2600	16	48	882	98
3	1.66	55.6	− 9.4	2	− 25	+ 64	2500	15	44	867	95
4	1.58	59	+ 1	2.5	− 40	+ 28	2300	14	38	858	102
5	1.66	62	− 4	1	− 20	+ 28	1700	10	17	755	100
6	1.65	55	− 10	2			2200	13	40	740	86
7	1.63	56.8	− 7.2	2	− 35	+ 40	2100	12	36	730	98
8	1.64	56	− 8	1.5			2200	13	42	722	99
9	1.59	57	− 2	3	− 25	+ 20	1900	12	33	712	100
10	1.68	56	− 12	1	− 25	+ 28	2100	12	37	700	99
11	1.64	55	− 9	3	− 30	+ 22	2100	12	38	698	97
12	1.55	47	− 8	2	− 35	+ 20	2200	14	46	662	93
13	1.61	50.2	− 10.8	3	− 28	+ 20	2100	13	42	657	95
14	1.65	63.6	− 1.4	4	− 32	+ 20	1700	10	26	655	97
15	1.60	46	− 14	1	− 60	+ 18	2200	13	47	630	92
16	1.55	46	− 0	1			2100	13	45	622	95
17	1.62	50.8	− 2.2	2	− 32	+ 48	1600	9	26	590	91
18	1.58	49	− 0	2.5	− 20	+ 12	1800	12	39	579	98
19	1.48	44.5	− 3.5	2	− 25	+ 22	1800	12	40	547	96
20	1.60	49.7	− 10.3	2	− 40	+ 30	1770	11	36	539	98

Mensurations pratiquées sur 39 tuberculeux du sexe féminin, classés d'après la valeur du coefficient de Spehl.

MORPHOLOGIE THORACIQUE

Nº	NOM, AGE, DIAGNOSTIC et PRONOSTIC CLINIQUE	PÉRIMÈTRES I	E	M	FACTEUR STERNAL	DIAMÈTRES Trans.	A. P.	INDICE THORACIQUE	HÉMISECTIONS Dr.	G.	SECTION THORACIQUE
21	C. 32 ans III — Ulcéro-cas. uni. Ev.	88	86	87	14	270	200	134	240	202	452
22	B. 18 ans III — Fibro-cas. ulc. uni.	83	81	82	16	260	190	140	213.5	207.5	421
23	D. 35 ans II — Fibro-cas. uni.	70	74	75	15	255	165	154	194	171.5	365.5
24	V. 57 ans II — Fibro-cas. bi.	88	87	87.5	15	245	200	122	216	205	421
25	E. 31 ans I — Inf. sommet, symphyse	83	80	81.5	14	280	170	164	231.5	222	453.5
26	L. 28 ans IV — Ulcéro-cas. bi. torpide	70	77	78	15	250	185	135	195	189.5	384.5
27	M. 25 ans III — Fibro-cas. bi.	76	74	75	15	235	185	121	196	179	375
28	B. 22 ans II — Fibreuse bi.	79	76	77.5	14	200	180	142	202	202	404
29	B 37 ans III — Fibro-ul. uni.	82	79	81.5	14	215	200	122	224.5	210.5	435
30	L. 55 ans I — Fibreuse bi.	77	75	76	14	250	160	156	183	170	362
31	D. 43 ans III — Fibro-cas. scléreuse Ev.	80	78	79	15	235	205	114	212.5	170	391.5
32	A. 23 ans II — Inf. uni. Forlanini	79	77	78	14	245	175	140	187.5	176	363.5
33	J. 17 ans V — Ulcéro-cas. bi. Ev.	79	77	78	16	200	160	163	175	177	352
34	E. 17 ans V — Ulcéro-cas. uni. Ev.	81	79	80	15	250	170	147	185	180	365
35	T. 29 ans V — Ulcéro-cas. bi. Ev.	77	75	76	14	270	150	180	179	175	354
36	C. 20 ans IV — Fibro-ulc. uni. Ev.	82	80	81	12	270	185	145	226.5	219.5	446
37	M. 26 ans V — Fibro-cas. ulc. Ev.	81	79	80	13	280	175	160	235.5	214.5	450
38	S. 37 ans III — Ulcéro fibreuse uni.	80	79	79.5	14	250	195	128	208.5	201	409.5
39	R. 26 ans IV — Fibro-cas. bi. Ev.	75	71	73	14	220	170	120	151	158.5	312.5

NUTRITION — FONCTION RESPIRATOIRE — COEFICIENTS

Nº	TAILLE T.	POIDS P.	KILOGR. + −	AMPLIATION	PNEUMATOMÉTRIE I	E	CAPACITÉ VITALE C V	C V / T	C V / P	SPEHL (CV × P)/T	PELIDISI ³√(P×10)/T.A.
21	1.57	53.1	— 3.9	2	— 35	+ 30	1500	9	28	504	100
22	1.59	47.3	— 11.7	2	— 50	+ 25	1500	10	31	501	94
23	1.44	40.6	— 3.4	2	— 12	+ 15	1706	11	41	480	94
24	1.50	59.7	+ 9.7	1			1200	8	20	477	103
25	1.51	49.9	— 1.1	3			1450	9	28	460	100
26	1.56	45	— 11	2	— 40	+ 30	1600	10	35	459	92
27	1.60	40.3	— 19.7	2			1800	11	44	451	94
28	1.49	39	— 10	3			1700	11	43	445	93
29	1.45	45	0	3	— 20	+ 10	1400	9	31	435	96
30	1.56	42.5	— 13.5	2			1600	10	37	433	92
31	1.59	47	— 12	2	— 25	+ 20	1500	9	31	425	94
32	1.52	45.3	— 6.7	2	— 10	+ 15	1350	8	30	399	96
33	1.61	44.9	— 16.1	2	— 15	+ 5	1300	8	28	362	96
34	1.64	47.5	— 16.5	2	— 22	+ 15	1200	7	25	351	90
35	1.61	44	— 17	2			1200	7	27	325	90
36	1.54	53.6	— 0.4	2	— 35	+ 20	1100	7	20	322	99
37	1.66	51	— 15	2	— 12	+ 5	1000	6	19	308	93
38	1.55	44	— 11	1	— 35	+ 20	1200	7	27	304	93
39	1.49	36.6	— 12.4	4	— 10	+ 5	1000	6	27	245	90

Mensurations pratiquées sur 13 sujets non tuberculeux du sexe masculin, classés d'après la valeur du coefficient de Spehl.

Numéros d'ordre	NOM	ÂGE	PÉRIMÈTRES			HAUTEUR STERNALE	DIAMÈTRES		INDICE THORACIQUE	RÉNISECTIONS		SECTION THORACIQUE
			I	E	M		Trans.	A. P.		Dr.	G.	
41	R. 42	20	82	76	79	17	290	190	152	283	272	555
42	B. 77	23	95	90	92.5	18	290	220	131	273	272	545
43	D. 55	58	104	101	102.5	16	340	250	136	377	369	746
44	M. 60	44	90	90	98.5	19	315	250	126	340.5	327.5	668
45	F. 42	35	100	95	97.5	17	340	190	178	317.5	294	611.5
46	T. 81	10	83	76	79.5	18	250	190	131	207	202	409
47	D. 78	33	88	84	86	16	290	190	152	277.5	242	516.5
48	C. 58	47	103	101	102	16	330	250	132	351	373	794
49	B. 77	19	94	81	89	19	300	180	166	240.5	240.5	481
50	D. 45	57	96	93	94.5	16	300	220	136	318	287	605
51	T. 66	33	86	81	83.5	16	270	175	154	222	246	468
52	G. 71	49	91	88	89.5	17	295	220	134	314.5	268.5	583
53	B 80	47	91	89	90	17	300	215	139	208.5	273.5	572

NUTRITION			FONCTION RESPIRATOIRE						COEFFICIENTS	
TAILLE	POIDS	KILOGR.	AMPLIATION	PNEUMATOMÉTRIE		CAPACITÉ VITALE			SPEHL	PELIDISI
T.	P.	+−		I	E	CV	$\frac{CV}{T}$	$\frac{CV}{P}$	$\frac{CV \times P}{T}$	$\frac{\sqrt[3]{P \times 10}}{T.A.}$
1.87	79	+ 8	6	+ 45	+ 40	3500	18	44	1470	102
1.75	63	− 10	5	− 20	+ 30	3000	22	60	1454	103
1.72	100	+ 28	3	− 15	+ 35	2500	14	25	1453	117
1.72	74	+ 2	3	− 25	+ 35	3300	10	44	1419	105
1.75	67.5	− 7.5	5	− 25	+ 30	3400	19	50	1301	105
1.55	75	+ 20	7	− 40	+ 45	2500	16	53	1209	120
1.61	53	− 8	4			3480	21	63	1145	93
1.56	74.4	+ 18.4	2	− 25	+ 30	2400	15	32	1144	111
1.63	57.6	− 7.4	10			3200	19	57	1143	99
1.64	63.5	− 1	3	− 15	+ 15	2700	16	42	1045	104
1.72	53	= 19	5	− 45	+ 50	2600	15	49	795	92
1.69	53.5	− 15.5	3	− 25	+ 30	2100	14	44	789	97
1.70	60	− 10	2	− 15	+ 20	2100	12	33	741	95

Mensurations pratiquées sur 20 enfants du sexe masculin, convalescents.

| N° d'Ordre | DIAGNOSTIC | AGE | NUTRITION | | | PÉRIMÈTRE THORACIQUE | | | AMPLITUDE RESPIRATOIRE | COEFFICIENT DE SPEHL | INDICE DE ROBUSTICITÉ | INDICE DE NUTRITION |
			TAILLE T	POIDS T	Indice de Corpulence $\frac{P}{T}$	Insp.	Exp.	Moyen		$\frac{\text{Pé. Th.} \times P}{T}$	MAYET	PELIDISI
1	R. Adénopathie tr. br.	14	1.41	40.6	2.87	69	66	67.5	3	194	32.9	98.6
2	B. Végétations adénoïdes.	13	1.37	32.6	2.37	70	62	66	8	156	39.6	95.5
3	C. Anémie-bronchite.	12	1.36	36.6	2.69	67	62	64.5	5	173	34.9	94
4	G. Vég. adén.	11	1.33	34	2.55	69	61	65	8	165	34	125
5	B. Conv. de chorée.	10	1.34	35	2.61	65	63	64	2	167	35	95.1
6	A. Anémie.	10	1.43	35.4	2.47	67	62	64.5	3	159	43.1	99.5
7	R. Conv. de grippe.	10	1.23	24.4	1.98	62	57	59.5	5	107	39.1	91.7
8	P. Conv. de fièvre typhoïde.	9	1.30	34	2.61	67	64	65.5	3	170	30.5	101
9	P. Vég. adénoïdes.	9	1.20	41	2.5	67	62	64.5	5	161	24.5	99.4
10	V. Conv. de fièvre typhoïde.	9	1.26	29.7	2.35	65	62	63.5	5	149	32.8	95.2
11	G. Syndrôme appendiculaire.	9	1.28	28	2.19	65	61	63	4	137	37	94.7
12	D. Rachitisme-bacillose.	8	1.19	23	1.92	62	56	59	6	113	37	94.1
13	R. Conv. de grippe.	8	1.11	20.9	1.88	59	54	56.5	5	106	33.6	98.8
14	K. Rachitisme.	8	1.15	20.3	1.76	55	52	53.5	3	94	41.2	91.7
15	V. Rachitisme.	7	1.18	26.6	2.25	59	56	57.5	3	129	33.9	97.4
16	M. Adénopathie tr. br.	6	1.07	21	1.96	61	57	59	4	115	27	97
17	S. Conv. de bronchite.	6	1.16	22.3	1.93	58	54	56	4	108	37.7	93.2
18	J. Anémie-rachitisme.	5.6	1.04	19.4	1.86	57	55	56	2	104	28.6	97.0
19	V. Ostéïte tub.	5	1.04	18	1.74	56	52	54	4	93	32	102.5
20	C. Ostéïte tub.	3.6	0.96	16.6	1.72	53	51	52	2	89	37.4	101.6

TABLE DES MATIÈRES

Pages

INTRODUCTION.. 9

PREMIÈRE PARTIE

Les méthodes.

CHAPITRE PREMIER. — Procédés d'évaluation au point
de vue de la morphologie thoracique. — Statique
thoracique... 13

CHAPITRE II. — Procédés d'évaluation au point de vue
cinétique et fonctionnel............................. 21

CHAPITRE III.— Procédés d'évaluation au point de vue
morphologique et anthropométrique................... 25

CHAPITRE IV. — Groupement des méthodes. Nécessité
de coefficients complexes........................... 40

DEUXIÈME PARTIE

Application personnelle de ces méthodes.

CHAPITRE V. — La croissance.......................... 59

CHAPITRE VI. — La robustesse......................... 67

CHAPITRE VII. — La tuberculose....................... 70

CONCLUSIONS.. 94

BIBLIOGRAPHIE.. 97

TABLEAUX 102